GUIDE

DE

BOURBON-LANCY

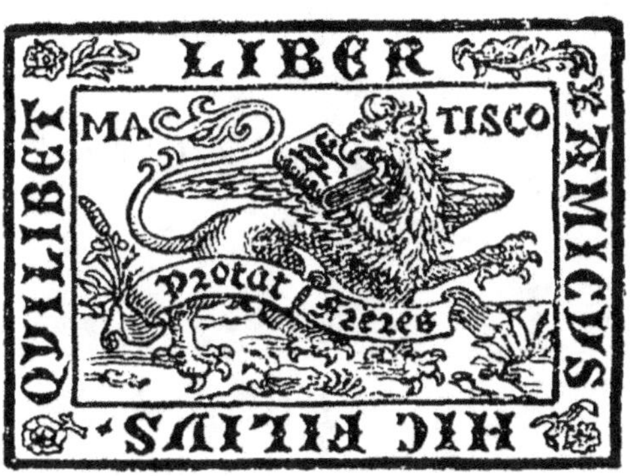
LIBER
QVILIBET
AMYCVS
MA   TISCO
HIC FILIVS
p?otat freres

GUIDE

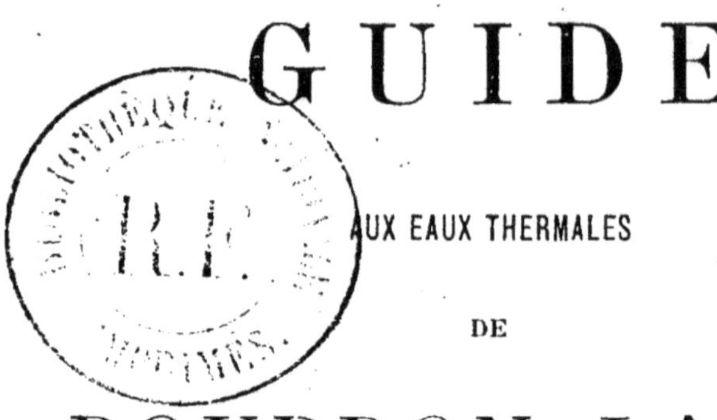

AUX EAUX THERMALES

DE

BOURBON-LANCY

(Saône-et-Loire)

WIESBADEN FRANÇAIS

———

1880

———

MACON

IMPRIMERIE PROTAT FRÈRES

AVANT-PROPOS

Au moment d'inaugurer notre Station thermale de Bourbon-Lancy, transformée par la nouvelle Société concessionnaire, il nous a paru utile d'offrir aux Baigneurs tous les renseignements relatifs au voyageur et aux propriétés médicales de ces eaux, dont la valeur a été appréciée à la plus belle époque romaine et en France pendant les trois derniers siècles.

Le temps ne nous permet pas de réunir aujourd'hui les nombreux matériaux qui formeraient un ouvrage de longue haleine; nous nous proposons de le faire plus tard, nous contentant, cette année, d'offrir au public un Guide demandé depuis longtemps.

Nous remercions M. le docteur MERLE, médecin-inspecteur, dont la réputation et la longue expérience sont depuis longtemps au service de l'Etablissement thermal, de la bienveillance avec laquelle il a bien voulu contrôler toute la partie médicale de notre œuvre.

Bourbon-Lancy, 1er mai 1880.

A. DE SURIGNY,

Membre résident de l'Académie de Mâcon,
Administrateur délégué de la Société anonyme des Thermes de Bourbon-Lancy.

ÉTABLISSEMENT THERMAL

DE

BOURBON-LANCY

(Saône-et-Loire)

WIESBADEN FRANÇAIS

EAUX THERMALES CHLORURÉES SODIQUES

Saison ouverte du 15 Mai au 15 Octobre.

Ces eaux, célèbres depuis la plus haute antiquité, sont souveraines contre la paralysie, les rhumatismes, et d'une efficacité remarquable contre les névroses, les maladies de la gorge et de l'utérus, les suites de fractures et de luxations.

La concession des sources et de l'établissement thermal appartient aujourd'hui à la *Société anonyme des Thermes de Bourbon-Lancy, capital 1,000,000 fr.*, constituée à Mâcon, le 23 septembre 1879.

La nouvelle Société a complètement remis à neuf les Thermes, qui comprendront des cabinets au premier étage, des piscines avec douches au rez-de-chaussée, des cabinets d'étuves, de massage, une belle salle de pulvérisation, des douches ascendantes et une vaste piscine.

« Les eaux de Bourbon-Lancy étaient, depuis plusieurs années, tombées dans un tel abandon qu'elles ne vivaient plus, en quelque sorte, que par les souvenirs qui les rattachent à notre histoire. Ainsi, quand on avait raconté que c'était à ces eaux que Catherine de Médicis, envoyée par son médecin Fernel, avait vu cesser la stérilité dont elle était affligée depuis dix ans, et que, par suite, elles ne devaient pas être étrangères à la naissance de Charles IX, on avait à peu près tout dit sur leur compte. Un peu plus, et on les rendait responsables des massacres de la Saint-Barthélemy. Mais aujourd'hui qu'une nouvelle administration, active et intelligente, a soumis ces sources à de nouveaux captages et introduit dans leurs modes d'emploi tous les perfectionnements de l'hydrologie moderne, elles vont reprendre la place qu'elles occupaient jadis, mais cette fois pour ne plus la quitter.

» Les sources de Bourbon-Lancy, au nombre de six, sont captées chacune séparément. Leurs eaux se rendent dans deux bassins de marbre, d'où elles se distribuent pour les besoins du service. La plus abondante et la plus chaude s'appelle le Lymbe ; une autre porte le nom de Fontaine de la Reine. Les autres sources sont habituellement désignées par des numéros d'ordre.

» Le débit de toutes ces sources ensemble est de 400,000 litres pour 24 heures ; leur température varie de 45 à 57° C.

» L'eau de ces diverses sources est limpide, sans odeur et sans saveur bien marquées. Sa minéralisation est, pour le Lymbe, que l'on peut prendre comme type, de 1 gr. 754 par litre ; ce sont des chlorures et des carbonates alcalins avec traces d'arsenic.

» Les eaux bues le matin, à la dose de trois ou quatre verres, sont diaphorétiques, sans autre action bien marquée : aussi les emploie-t-on principalement en bains, bains de vapeur, bains d'étuve et douches.

» Quelles sont leurs propriétés médicales ? Elles se rapprochent tout à fait de celles des eaux de Wiesbaden. Ainsi, elles sont très efficaces contre toutes les formes de rhumatismes caractérisées par la gêne et l'empâtement des articulations, la goutte, les diverses paralysies, les névralgies faciales et sciatiques et, en général, toutes les névroses. Elles agissent de même sur le cœur, dont elles modifient heureusement les troubles fonctionnels. Les dyspepsies, les gastralgies flatulentes, les chloro-anémies et les diverses affections utérines s'en trouvent également bien. Enfin, elles constituent un puissant modificateur du lymphatisme, même dans ses formes les plus accentuées.

» Je viens de dire que la nouvelle Société des Thermes de Bourbon-Lancy est à la veille de restituer à ces eaux leur antique éclat. Et, en effet, elle procède avec une telle activité à la transformation et à l'achèvement de l'Établissement thermal, qu'il sera terminé pour la saison prochaine. Elle fait construire, de plus, à côté de l'Établissement et dans le parc, un Grand-Hôtel qui, par son heureuse appropriation, pourra rivaliser avec les plus beaux et les plus confortables de ceux que nous oppose l'Allemagne. Joignez à cela un bureau télégraphique et le voisinage des plus intéressantes excursions : le monastère de Sept-Fonts, Paray-le-Monial, Le Creusot et les bords de la Loire.

» Ne sont-ce pas là tous les éléments d'un succès assuré et durable ? [1] »

[1] *Guide* du Dr C. JAMES.

OUVERTURE DE L'ÉTABLISSEMENT

La saison est ouverte du 15 mai au 15 octobre. Une grande réduction de prix est accordée dans le tarif des bains, et dans les hôtels, du 15 mai au 25 juin, et du 1er septembre au 15 octobre. L'automne étant généralement une des époques les plus agréables de l'année dans la contrée très tempérée du Bourbonnais, nous engageons MM. les Professeurs et Instituteurs, en vacances à cette époque, à profiter de cette arrière-saison.

MOYENS DE TRANSPORT

Actuellement, la gare la plus proche de Bourbon-Lancy est Gilly-sur-Loire (ligne de Moulins à Paray-le-Monial). Prochainement, la création du chemin de fer de Gilly à Cercy-la-Tour, en voie d'exécution, permettra aux voyageurs de se rendre en chemin de fer jusqu'à la Station de Bourbon-Lancy.

La distance de Gilly à Bourbon est de 12 kilomètres ; un omnibus de correspondance conduit les voyageurs à certains trains désignés sur les indicateurs.

La nouvelle Société des Thermes a créé, pour les voyageurs de son Grand-Hôtel, un service spécial de voitures, à l'arrivée de tous les trains ; le trajet s'effectuera en moins d'une heure dans d'excellentes voitures, du modèle le plus nouveau, et d'un confort hors ligne.

Les voyageurs se rendant en ville ou aux hôtels du faubourg Saint-Léger devront se munir à Moulins ou à Paray d'un billet de correspondance ; ceux qui s'arrêteront au Grand-Hôtel de l'Établissement ne doivent pas en prendre et sont certains d'avoir des places.

En dehors de ces deux services de voitures, on peut écrire à l'Établissement pour se procurer des voitures particulières.

L'itinéraire suivant montrera aux étrangers que la Station de Bourbon n'est pas en pays perdu, et qu'on peut s'y rendre plus promptement qu'aux stations centrales les plus en vogue aujourd'hui.

CHEMINS DE FER. — Arrivée.

ITINÉRAIRE DE PARIS A BOURBON PAR MOULINS.

	Direct.	Express.	Direct.	Express.
Départ Paris............	7 30 mat.	8 50 mat.	4 40 soir.	8 30 soir.
Arrivée Moulins........	6 35 soir.	3 21 soir.	2 18 mat.	3 1 mat.
Départ Moulins........	6 55 —	4 30 —		4 15 —
Arrivée Gilly..........	9 2 —	5 41 —		5 30 —

MARSEILLE — LYON — MACON.

	Omnibus direct.	Express.
Départ Marseille..............................	11 35 soir.	10 » soir.
Arrivée Lyon..................................	11 40 mat.	5 54 mat.
Départ Lyon..................................	2 25 soir.	6 51 —
Arrivée Mâcon.................................	4 50 —	8 23 —
Départ Mâcon.................................	5 15 —	9 24 —
Arrivée Paray.................................	7 51 —	midi 50
Départ Paray.................................	8 9 —	1 54 soir.
Arrivée Gilly-sur-Loire.......................	9 6 —	2 51 soir.

Les trains correspondants de Genève et d'Italie sont :

L'express partant de Turin à 8 h. 30 du soir et arrivant à Mâcon à 7 h. 50 du matin ;

L'express partant de Genève à 10 h. 55 du matin, arrivant à Mâcon à 3 h. 9 du soir,

Et l'omnibus partant de Genève à 10 h. 55 du matin, arrivant à Mâcon à 4 h. 56 du soir.

Ce dernier train s'arrête à toutes les stations de la ligne de Bourg à Lyon.

LIGNE DE BOURGOGNE : DIJON — CHAGNY — PARAY.

	Omnibus.	Express.	Direct.
Départ Dijon....................	9 5 mat.	2 36 mat.	2 28 soir.
Arrivée Chagny...................	10 47 —	3 35 —	3 42 —
Départ Chagny....................	10 59 —	5 » —	4 35 —
Monchanin......................	midi 14 —	6 10 —	5 58 —
Paray-le-Monial..................	1 54 soir.	8 4 —	8 29 —
Arrivée Gilly....................	2 51 —	9 3 —	9 36 —

D'AUTUN A MONTCHANIN PAR ÉTANG.

Départ Autun....................	4 16 mat.	9 47 mat.	3 52 soir
Etang.........................	4 59 —	10 30 —	4 18 —
Arrivée Montchanin...............	5 56 —	11 38 —	5 26 —

DÉPART DE BOURBON-LANCY.

COTÉ MOULINS ET PARIS.

	Omnibus.	Omnibus.	Omnibus.
Départ Gilly......	9 3 mat.	2 51 soir.	9 6 soir.
		Pas de correspondance sur Paris.	
Arrivée Moulins...	10 10 —		10 10 —

	Express.	Omnibus.	Express.	Omnibus.
Départ Paris.....	10 19 mat.	11 45 mat.	10 31 soir.	11 28 soir.
Arrivée Paris....	5 » soir.	9 50 soir.	4 55 mat.	9 5 —

COTÉ PARAY — MACON.

	Omnibus..	Omnibus.	Omnibus.	Omnibus.
Départ Gilly......	5 30 mat	8 26 mat.	5 41 soir.	9 2 soir.
Arrivée Paray....	6 41 —	9 42 —	6 36 —	10 3 —
			Pas de correspondance pour Mâcon.	
			4 26 soir.	
Départ Paray.....	6 52 —	9 50 —		
Arrivée Mâcon....	9 48 —	1 01 —	8 5 —	

		Direct.	Omnibus.	Express.	Mixte.
Départ Lyon.....	10 14 —	1 30 soir.	1 45 soir.	8 44 soir.	9 55 soir.
Arrivée Lyon....	midi 54	3 42 —	4 29 —	10 20 —	min. 14 —

	Omnibus.	Direct.
Départ Lyon.....	5 25 soir.	8 » soir.
Arrivée Marseille..	4 20 mat.	5 23 —

	Mixte.	Express.
Départ Mâcon pour Genève................	midi »	9 » soir.
Arrivée Genève........................	7 28 mat.	11 50 — Culoz pour l'Italie.

COTÉ CHAGNY — DIJON — AUTUN.

Départ Paray à Montchanin.............	6 41 mat.	9 12 mat.	6 36 soir.
Arrivée Montchanin....................	8 23 —	11 26 —	8 13 —
Départ Montchanin à Chagny...........	8 45 —	11 52 —	8 34 —
Arrivée Chagny........................	9 45 —	midi 52	9 34 —
Départ Montchanin pour Etang...........	9 9 mat.	midi 14	9 19 soir.
Arrivée Etang.........................	10 11 —	1 28 soir.	10 21 —
Départ Etang à Autun..................	10 35 —	1 36 —	10 55 —
Arrivée Autun........................	11 8 —	2 6 —	11 22 —

NOTA. — Les heures varient peu d'une année à l'autre ; cependant, nous engageons les voyageurs à consulter leur indicateur pour le départ, dans le cas où le service serait avancé ou retardé de quelques minutes.

Ainsi Bourbon-Lancy n'est actuellement qu'à 9 heures de Paris, 14 heures de Marseille, 7 heures de Lyon, 8 heures de Dijon, 6 heures de Chagny, 5 heures de Mâcon, 2 heures de Paray-le-Monial et 2 heures de Moulins. L'achèvement des embranchements des lignes de Cercy-la-Tour à Gilly-sur-Loire, avec gare à Bourbon, et de Roanne à Paray-le-Monial abrégera encore ces distances pour les voyageurs venant de Paris, ou du Rhône et de la Loire. C'est dire que cette Station est beaucoup plus favorisée pour le mode des transports que certaines stations très fréquentées situées à 50 ou 80 kilomètres d'une gare de chemin de fer, ce qui nécessite un trajet de huit heures dans des voitures plus ou moins confortables pour les malades.

POSTE & TÉLÉGRAPHE

M. ROUSSEAU, receveur des postes et télégraphes, chevalier de la Légion d'honneur.

Du 16 mai au 15 octobre, le bureau de Bourbon-Lancy est ouvert au public de 7 heures du matin à 7 heures du soir.

ARRIVÉE DES COURRIERS : 7 heures du matin, 10 h. 40 du matin, 7 h. 10 du soir.

DISTRIBUTIONS : 8 heures du matin, 11 h. 30 du matin, 7 h. 30 du soir.

Les correspondances originaires de Paris arrivent aux trois courriers.

DÉPART DES COURRIERS : 7 heures du matin, 4 heures du soir, 7 h. 15 du soir ; dernières levées de la boîte.

Les correspondances à destination de Paris sont expédiées aux trois courriers.

NOTA. — Une boîte aux lettres est placée à l'Établissement thermal. Cette boîte est levée par le service de la poste trois fois par jour : à 3 h. 15 et à 5 h. 40 du soir, et à 6 h. 30 du matin.

L'administration des Thermes se charge de faire expédier, sans frais supplémentaires, les télégrammes déposés dans ses bureaux de 6 h. 1/2 du matin à 6 h. 45 du soir.

Peu de stations thermales, et surtout de chefs-lieux de cantons, sont aussi bien desservis que Bourbon-Lancy, car, d'après les chiffres précédents, nous voyons trois courriers d'arrivée et trois courriers de départ, par jour, et un bureau télégraphique ouvert toute la journée. Les correspondances pour Paris sont spécialement rapides, puisque les trois courriers d'arrivée et de départ correspondent avec la capitale.

HOTELS

L'étranger n'aura que l'embarras du choix pour se loger. Nous ne parlons ici que des hôtels et logements pour les baigneurs dans le faubourg Saint-Léger où est situé l'Etablissement thermal :

Le **Grand-Hôtel,** situé dans le magnifique Parc de l'Établissement, et appartenant à la Société des Thermes, est entièrement meublé à neuf avec les modèles les plus nouveaux et les plus confortables ; il possède 68 appartements, une salle à manger monumentale de 128 mètres carrés pouvant contenir une table d'hôte de 100 couverts ; le rez-de-chaussée est entièrement occupé par les salons du cercle du Grand-Hôtel, avec fumoir, billard, salles de lecture, de bal et de jeux. Service spécial de voitures à tous les trains. Tout en offrant aux baigneurs tout le confort moderne d'une maison de premier ordre, le Grand-Hôtel conservera des prix modérés.

Après le Grand-Hôtel, le plus proche de

l'Établissement et le plus vaste est le Grand
Hôtel des Thermes :

       Mme veuve MARION.

Puis de nombreux hôtels de baigneurs où
l'on peut se loger à des prix très modérés :

       Mme veuve FRATY.
       Mlle CHANDIOUX.
       M. Joseph CHANDIOUX.
       Mme veuve DESCRÉAUX.
       MM. NOUVEAU.
       CHAUMET.
       Mme Charles FRATY.
       M. VEUDELIN.
       MM^{mes} SAULNIER.
       veuve DUCLOUX.
       veuve Jeannette FAIVRE.
       CLAYEUX.

MÉDECINS

MM. le docteur MERLE, inspecteur des eaux.
N. médecin-inspecteur adjoint.

MÉDECINS CONSULTANTS

MM. le docteur FAVRE, cabinet de consul-
tations, à Saint-Léger.
le docteur GOEDE.
le docteur Gabriel PAIN.
le docteur LAMBERT.

PHARMACIENS

MM. MOLLIN, rue Saint-Jean.
VALENTIN, rue Saint-Jean.
Pharmacie de l'Hospice d'Aligre.

Il est utile, bien que ce ne soit pas obligatoire, de faire choix d'un médecin immédiatement en arrivant à Bourbon, afin d'être fixé
sur le mode de traitement thermal à suivre,
prendre d'avance ses cachets de bains, et se
faire inscrire au Bureau, pour le choix et
l'heure des bains.

ADMINISTRATION

La concession accordée par l'Hospice d'Aligre pour 75 ans appartient aujourd'hui à la Société anonyme des Thermes de Bourbon-Lancy, capital un million, fondée le 23 septembre 1879, à Mâcon, par acte reçu chez Me Duffour, notaire.

CONSEIL D'ADMINISTRATION

MM. Alphonse MICHOUD, propriétaire au château de Chazou, Hurigny, par Mâcon, *président*.

Luc GUILLET-BROSSETTE, négociant, place Bellecour, à Lyon, *vice-président*.

Edmond HOUITTE DE LACHESNAIS, avocat, propriétaire au château de La Salle, par Saint-Oyen-Montbellet, *secrétaire*.

Tony DESMARQUEST, propriétaire, rue du Pavillon, à Mâcon, président du Conseil d'administration de la Caisse d'épargne.

Aymé DUQUAIRE, propriétaire à Lyon.

MM. Philippe Chatel, propriétaire au château de la Bruyère, Igé, par Saint-Sorlin.
Albert de Surigny, propriétaire à Prissé, membre du Conseil d'administration de la Banque de Mâcon, *administrateur délégué.*

BUREAU

Administrateur-directeur, A. de Surigny.
Secrétaire de la Direction, Paillard.
Caissier, Gonin.

Le Bureau est ouvert de 6 à 10 heures du matin, et de 2 à 5 heures du soir.

On prend au Bureau des cachets pour tous les services. Il est défendu aux employés de l'Établissement de percevoir directement le prix des bains, douches, linge et boisson.

Toutes réclamations concernant le service de l'Établissement, ou plaintes contre les employés doivent être adressées à l'Administrateur délégué, qui sera à la disposition du public, dans son cabinet, de 8 à 10 heures du matin.

RAPPORT

Principales Maladies traitées à Bourbon-Lancy.

Anémie, altérations sanguines, etc.
Chloroses essentielles, consécutives.
Dyspepsie.
Fractures (Suites de).
Fièvres intermittentes, paludéennes.
Luxations (Suites de).
Maladies de la gorge.
Maladies de l'utérus et de ses annexes.
Maladies de la peau (herpétismes goutteux, rhumatismaux).
Névroses.
Névralgies : sciatiques et autres.
Rhumatismes de natures diverses.
Paralysies diverses : centrales, localisées, diabétiques, agitantes, etc.; ataxies musculaires.

Scrofules.

Syphilis (suites, affectant les centres nerveux).

Nous n'avons pas la prétention de faire ici un cours de médecine pratique, nous n'avons ni autorité ni compétence pour cela; mais pour que MM. les Médecins et les malades ne puissent pas prendre la nomenclature ci-dessus pour une annonce de prospectus, nous puisons quelques considérations médicales dans les notes recueillies par M. l'Inspecteur actuel, pendant un exercice de 30 années aux eaux de Bourbon, soit comme médecin consultant, soit comme inspecteur, notes qu'il a bien voulu nous confier, et que nous citerons presque textuellement.

Bourbon, à la façon des honnètes filles, ne fait pas parler d'elle depuis longtemps, mais il ne s'en suit pas pour cela que ses eaux, si suivies pendant trois siècles, soient maintenant sans efficacité. Les faits de guérison ont été nombreux, mais n'ont été relatés nulle part. Maintenant qu'on ne veut que des spécialistes et des spécialités, il faut préciser les faits spéciaux.

CONSIDÉRATIONS MÉDICALES

Puisées dans le Rapport de M. l'Inspecteur.

ACTION PHYSIOLOGIQUE

Les eaux de Bourbon-Lancy, prises en bains à la température de 30° environ, ont une action légèrement stimulante du système nerveux en général et des nerfs de la motilité en particulier, et pas du tout une action sédative, ainsi que l'ont pensé quelques médecins qui ont considéré les eaux de Bourbon comme ayant simplement une action faible, inerte même, à cause de leur faible minéralisation, et qui n'ont pas tenu compte de leur thermalité, de leur action électro-dynamique, etc.

Elles sont très peu *diurétiques*, mais les expériences faites par M. Lavocat et par nous-même, pendant l'été 1879, prouvent qu'elles éliminent une quantité considérable d'*éléments uriques* par le bain simple seulement ; car s'il s'agissait de douches sur la colonne vertébrale , sur les lombes, sur le sacrum , etc., il n'y aurait là qu'un fait très normal, en quelque sorte mécanique , produit par l'action de la douche.

Les eaux de Bourbon-Lancy, au début de la saison, en mai et juin, quelle que soit la température, n'ont aucune action directe sur la peau ; en juillet et en août, quelle que soit la température, souvent inférieure à celle de mai et de juin , elles produisent chez beaucoup de baigneurs une éruption roséolique sur les membres, sur la région épigastrique et quelquefois sur tout le corps ; éruption légèrement prurigineuse, qui inquiète quelques malades , et à cause de cela, il est bon de les prévenir de l'innocuité de ce fait. A la fin de la saison, l'éruption, le plus souvent, ne se produit pas. Quelle est la cause de ce fait anormal, puisque la température ambiante n'aide pas à le produire et qu'on ne le remarque qu'à des époques déterminées? Nous l'ignorons jusque là; toujours est-il qu'il ne nous a pas paru influer, d'une manière certaine, sur le résultat du traitement, soit en bien , soit en mal.

ACTION THÉRAPEUTIQUE

Affections anémiques. — Les eaux de Bourbon sont un excellent adjuvant dans le traitement des affections anémiques, chlorotiques, dans la prostration musculaire et dans les troubles fonctionnels de la moelle épinière, de nature asthénique.

Les suites d'*entorses*, de *fractures*, de *luxations*, les *arthrites* avec *fausse ankylose*, les *tumeurs blanches*, les *coxalgies* avec *luxations spontanées*, etc., toutes affections si nombreuses à Bourbon, qui y guérissent parfaitement ou qui sont modifiées avantageusement, toutes les fois qu'on ajoute au traitement thermal les *mouvements méthodiques gradués*, pratiqués soit par le médecin lui-même, soit par un homme très exercé, et non pas seulement le massage superficiel, ce qui fait que nombre de malades ont guéri souvent à Bourbon, qui, livrés à eux-mêmes dans d'autres établissements, n'avaient obtenu aucun bénéfice de leur séjour aux eaux.

Puisque nous venons de parler des luxations spontanées, citons le fait très récent d'un cas de guérison, en 1879 (*Rapport de M. le Médecin-Inspecteur s'adressant à la commission administrative de l'hospice*) :

« Il n'y a rien à vous dire de saillant au point
» de vue médical de chaque cas particulier,
» sauf la guérison très remarquable d'une
» jeune fille de Toulon, atteinte de luxation
» spontanée en haut et en avant du col du
» fémur, avec un raccourcissement de huit
» à dix centimètres, et dont le membre
» revenu à l'état normal a permis, après
» deux mois, à la jeune fille, de marcher
» sans claudication. Ce fait médical a excité
» l'étonnement et l'admiration de plusieurs
» praticiens distingués de Paris et d'autres
» lieux, entre autres d'un membre de l'Aca-
» démie de médecine, auquel nous avons eu
» l'honneur de soumettre la malade et son
» observation ; ces messieurs en conserve-
» ront un souvenir indélébile, j'en ai la con-
» viction. »

Il est inutile d'ajouter que les manœuvres nécessaires avaient été pratiquées concurremment avec le traitement thermal.

Les *affections dyspeptiques*, les *engorgements péri-intestinaux*, surtout avec *éléments goutteux, rhumatismaux, paludéens*, peuvent être une source de succès par l'usage des eaux de Bourbon, employées seules ou comme adjuvant ; opinion qu'un ancien médecin-inspecteur à Bourbon, bon praticien, esprit net et lucide, avait su faire apprécier, il y a plus d'un demi-siècle, par des hommes illustres, comme Bordeu, Prunelle, Viricel, de Lyon, Mérat et Delens, qui tous étaient venus à Bourbon sur son invitation (Bordeu était contemporain du père de l'inspecteur dont nous voulons parler), et avaient su apprécier la valeur des eaux et la méthode du médecin qui les dirigeait. Il est inutile de rappeler que des hommes comme Natalis-Guillot, Michon, Bonnet, de Lyon, surtout, pour ne parler que de ceux qui ne sont plus, ont eu une confiance très logique dans l'action des eaux de Bourbon ; qu'ils sont venus les visiter, et que deux d'entre eux, à la mort du docteur Pinot (l'inspecteur que nous avons voulu désigner plus haut), ont revendiqué, en 1839, l'honneur d'y être nommés inspecteurs.

Les *hydarthroses*. — Ce sont des cas très fréquents à Bourbon, et qui guérissent sûrement par l'usage des eaux, combiné avec la compression méthodique.

Paralysies. — Cette classe d'affections mérite quelques observations sérieuses, car il est à propos d'indiquer celles qui peuvent être traitées à Bourbon, et parce que, justement là, on rencontre ces faits malheureux, si compromettants pour une station thermale, quand les indications ne sont pas très exactes ; faits qu'il faut à tout prix éviter, quand on le peut.

Les *paralysies rhumatismales* et les *paralysies localisées* sont d'emblée indiquées, sans inconvénients aucuns, pour l'usage des eaux de Bourbon.

Les *paralysies centrales*, quand le noyau hémorrhagique ne cause plus aucuns accidents cérébraux, sont de même indiquées pour l'usage de ces eaux. Les médecins doivent être très explicatifs dans leurs notes au sujet de ces maladies. On peut, du reste, avec les précautions actuellement prises et avec l'habitude donnée aux doucheurs, depuis

15 ans, éviter tous les accidents à prévoir, si, surtout, les avis du médecin sont bien suivis.

Les *myélites chroniques*, les *ataxies locomotrices progressives*, les *paralysies agitantes*, les *affections choréiques*, etc., sont en général lentement, mais assez sûrement modifiées dans leur marche, quand le mode d'excitation par douches est employé méthodiquement du centre aux extrémités, par jet convenablement approprié à l'affection et porté isolément sur les points malades.

Puisque nous en sommes aux paralysies de diverses natures, j'attire l'attention des médecins désireux de connaitre l'action des eaux de Bourbon sur un genre d'affection encore peu étudié : je veux parler de la *paraplégie diabétique*, dont nous suivons avec soin, depuis deux ans, quelques observations qui se sont présentées à Bourbon d'une manière bien inconsciente, sauf une seule. Celle-ci a trait à un homme de 55 ans environ, diabétique au summum (146 gr. par litre, et 3 litres d'urine par jour). Ce malade, envoyé à Vichy afin d'y être traité du diabète, s'y était rendu contre mon avis, parce que je connaissais depuis longtemps la disposition *séreuse* et *anémique* dont il était atteint. Vichy, très certainement, provoqua de suite une diminution notable dans la quantité du sucre éliminé, mais il agit *anémiquement* (si l'on peut ainsi dire) sur les centres nerveux, et le malade fut paralysé de la face, de la langue et des deux extrémités inférieures, et cela après l'usage abondant des eaux pendant dix jours seulement. Il a guéri à Bourbon, par les douches localisées, par la surveillance exacte qui a été apportée au traitement thermal, et, il faut le dire aussi, par l'usage du seigle ergoté, employé concurremment. Mais ce qui est très remarquable, c'est qu'après un anthrax gangréneux survenu à l'aisselle, avec éruption lichénoïde générale, il a repris toutes ses fonctions et a vu le sucre éliminé descendre normalement à 20 grammes et la quantité d'urine à 1,500 grammes. Cette amélioration notable date déjà de deux années. Les autres malades sont en voie d'amélioration très notable.

Accidents circulatoires : Phlegmasia alba dolens, phlébites adhésives, engorgements des extrémités de diverse nature, mais tous appar-

tenant à la circulation veineuse, *bien entendu*. — Ces affections, encore assez fréquentes à Bourbon et dont nous avons guéri un cas remarquable chez un chirurgien très distingué du département, sont utilement traitées **par** les bains et les douches ; mais, dans ces cas, les douches doivent être appliquées contrairement au mode indiqué ci-dessus pour les paralysies, c'est-à-dire des extrémités aux centres.

Maladies de la gorge. — Jusqu'à présent, les affections du larynx n'étaient traitées qu'avec les gargarismes ou l'ingestion de l'eau, mais aujourd'hui une salle de pulvérisation, munie de tous les appareils spéciaux, viendra ajouter, nous en sommes convaincu, un puissant concours à l'efficacité des eaux.

Maladies de la peau. — Les eaux de Bourbon-Lancy sont bonnes pour les *herpétismes rhumatismaux* et *goutteux*, mais non pour les *herpétismes dartreux* ; ces derniers doivent donc s'adresser aux eaux de Louëche, dont la spécialité est reconnue.

Maladies de l'utérus et de ses annexes, et en général de tout le système génito-urinaire, provenant des troubles nerveux simples, de dépôts plastiques, d'engorgement des organes, etc. — Ce genre d'affections, qui a créé la réputation des eaux, il y a bientôt trois siècles, a besoin d'un traitement spécial que les médecins connaissent un peu par *ouï-dire*, et il faut làdessus arrêter leur pensée sur des faits précis, bien étudiés, de manière à ce qu'ils demeurent convaincus que ce qui est admis pour les eaux de Plombières, de Luxeuil et autres a été nombre de fois obtenu à Bourbon, et cela sous la direction des médecins qui y ont exercé depuis Aubry. De cette action des eaux, si souvent constatée, est résultée l'opinion déjà ancienne que les eaux de Bourbon aident à la fécondité ; c'était là du moins l'opinion de beaucoup d'anciens médecins qui les conseillaient.

Névroses. — Affections assez rares à Bourbon, mais dont quelques cas se sont présentés à notre observation, avec des résultats divers. Entre tous, nous conservons le souvenir de deux cas d'affections convulsives survenues à la suite de blessures, avec section incomplète des filets nerveux probablement ; ils ont trait à deux jeunes gens dont l'un entrait en convulsions tétaniques aussitôt qu'on le plaçait dans la position horizontale , et dont l'autre était atteint d'accès éclamptiformes revenant régulièrement tous les soirs. Leurs affections avaient résisté à tous les moyens employés antérieurement, et elles ont guéri à Bourbon , par l'usage des bains prolongés, combinés avec les bains d'étuve à 48°, et les douches filiformes partant de la nuque, descendant la colonne vertébrale et suivant les filets nerveux jusqu'au lieu de la blessure. Voilà des faits sérieux dont deux médecins très distingués du corps enseignant de Paris ont été témoins ; l'un d'eux plus spécialement , M. le docteur Raymond , aujourd'hui agrégé à la Faculté de Paris , en a conservé un souvenir qui l'autorise à conseiller les eaux de Bourbon toutes les fois qu'il observe des cas analogues ; souvenir, du reste, dont il aime à nous entretenir quand nous avons le plaisir de le voir.

Névralgies. — Classe de maladies très fréquentes à Bourbon , comme partout , du reste , et qui sont admirablement soulagées et guéries dans cette Station , où le système de traitement suivi depuis 12 à 15 ans n'a aucune similitude avec celui adopté dans d'autres établissements. Là, jamais le malade n'est abandonné au traitement banal (ceux du moins qui consultent) d'un bain non calculé et d'une douche à gros jet ou en pluie appliquée verticalement et sans méthode. Les *filets nerveux* atteints par le mal sont suivis, excités isolément, par la douche en lame, en filet, oblique, descendante, selon les cas.

Pour les *sciatiques*, par exemple, le traitement le plus sûr, disons presque toujours sûr, est celui qui comprend :

1° Un *bain gradué* avec progression de 20° à 45°, et *vice versa* de 45° à 20°, bain plus ou moins prolongé, suivi d'un repos absolu au lit, *pendant le jour et la nuit.*

2° On y ajoute, à la fin du traitement, des douches, véritable *massage aqueux*, douches en lames partant du trou ischiatique jusqu'aux extrémités du membre, et toujours du centre à la circonférence. Ces douches portent absolument sur le trajet du *nerf sciatique* et des filets qui en dérivent, et jamais, par ce traitement, on ne remarque ces retours aigus et exacerbants qui découragent les malades et les chassent de la Station. Certes, il arrive que, par la méthode perturbatrice suivie généralement dans les établissements thermaux, quelques malades guérissent plus ou moins rapidement, mais l'échec est fréquent; tandis que, par la méthode ci-dessus expliquée, on ne voit que très rarement *l'état aigu* survenir, ce qui était si fréquent autrefois à Bourbon, où la méthode irrégulière était suivie, ce qui obligeait le médecin à faire succéder au traitement thermal tantôt les sangsues, tantôt les cataplasmes, ventouses, vésicatoires, etc., etc.

Rhumatismes. — La Station des eaux de Bourbon reçoit aujourd'hui, comme elle le recevait autrefois, un grand nombre *d'affections rhumatismales : rhumatismes simples, ambulants, déformants, noueux, rhumatismes d'Haygarth, suivis d'atrophies et de paralysies musculaires* ; beaucoup se compliquent d'accidents qu'il est inutile de décrire ici. Pour ce genre d'affections, divers traitements sont suivis à Bourbon, mais le plus habituel est celui dit : *traitement ancien,* avec repos et sudation au retour du bain dans un lit chauffé et, à notre avis, quelquefois trop couvert. On y ajoute depuis quelques années un traitement assez actif de bains d'étuves, suivis ou non suivis de douches générales, de douches isolées, d'essais de douches à températures opposées, etc. Les succès sont comme dans tous les autres établissements, ils dépendent du plus ou moins de soins que les malades apportent à leur traitement. Toujours est-il que la pensée que nous avons entendu émettre souvent par quelques médecins, que les eaux de Bourbon ont pour effet de déplacer le rhumatisme, et n'ont pas du tout celui de le modifier profondément et de le guérir, que cette pensée, dis-je, n'est pas plus applicable à Bourbon qu'elle ne le serait à toute cure, à Néris, à Barège, à Aix, etc., et même à tout traitement médical ; quel est donc, en effet, le médecin qui a vu dans sa pratique le rhumatisme guérir sans retour et la goutte renoncer, pour toujours, à torturer les sujets qu'elle a choisis pour victimes ?

Nous maintenons qu'un traitement bien suivi, bien combiné à Bourbon a une valeur réelle, surtout s'il est répété plusieurs années de suite, et nous en fournirions, s'il en était besoin, de nombreuses preuves sérieuses ; et pour appuyer notre pensée à ce sujet, nous avons besoin d'attirer l'attention des médecins et des malades sur un fait important au premier degré : les malades viennent trop tard

Bourbon ; les belles cures se font au mois de juin, depuis 30 ans je le professe ; il faut à la suite des eaux de Bourbon une saison chaude pour fixer en quelque sorte la guérison, dans les rhumatismes surtout ; les médecins et les malades l'oublient trop.

Scrofules. — Pour cette affection, les bains simples ont une action légère, ainsi que l'indique la composition des eaux ; dans la douche, il est bien évident que l'élément chimique de l'eau est nul ou presque nul et sans effet, et que conséquemment le succès de ce mode de traitement ne peut dépendre que du fait physique et électro-dynamique, et que l'adresse des employés et le jugement du médecin dans l'emploi de la douche en fait en quelque sorte toute la valeur.

Syphilis. — Il ne s'agit là que des accidents consécutifs de la maladie agissant sur les *centres nerveux* et sur les fonctions qui en découlent ; car nous ne pouvons pas donner les eaux de Bourbon comme ayant une action spécifique sur la maladie elle-même. Nous avons eu à Bourbon plusieurs cas remarquables de guérison de *paralysie syphilitique* et de *névralgies* de même nature. Il est certain cependant que les bains d'étuve, portés jusqu'à saturation, peuvent éliminer certains produits de la maladie, mais ce n'est pas là encore un fait de *spécificité*, il faut y voir simplement le résultat de la sécrétion cutanée poussée à la dernière limite.

Après les considérations que nous venons d'exposer, il est de notre devoir de dire que Bourbon a été privé jusque-là des moyens hydrothérapiques (ou traitement par l'eau froide) employés dans beaucoup de stations thermales ; MM. les Concessionnaires actuels ont le projet d'ajouter cette méthode curative à Bourbon ; nous ne pouvons que les en féliciter hautement.

Inutile de redire au lecteur que toutes ces notes sont l'expression exacte des observations que le médecin-inspecteur a bien voulu nous communiquer. MM. les Médecins y reconnaîtront le style sobre du praticien affirmant simplement la vérité, et rejetant tout charlatanisme de réclame.

L'inspecteur fait remarquer encore aux malades sérieux que généralement ils viennent trop tard à Bourbon et que les plus belles cures se font en juin ; car, après une saison thermale prise en juin, la température chaude de juillet et août vient en quelque sorte fixer la guérison. D'un autre côté , comme à cette époque les baigneurs sont moins nombreux , ils peuvent obtenir des heures plus favorables et des soins encore plus empressés de la part des employés.

HISTORIQUE

DES

Eaux thermales de Bourbon-Lancy.

———

La ville de Bourbon remonte à la plus haute antiquité ; elle est située à 4 kilomètres de la Loire, sur une éminence, et présente un aspect fort pittoresque, à la façon des vieilles cités italiennes étagées sur de verdoyants coteaux.

Elle doit son nom au dieu des eaux chaudes, *Borvo* ou *Bormo* invoqué par les Gaulois, en latin, *burbæ*, eaux thermales. Ce fut probablement sous l'empereur Auguste, et en même temps que l'agrandissement d'Autun, que les Romains captèrent les sources de Bourbon et les entourèrent de thermes pouvant rivaliser avec les plus beaux monuments de Rome. Courtépée, dans sa *Description de la Bourgogne*, indique que ce lieu est désigné dans la Table théodosienne par un édifice carré désignant les eaux thermales, *Aquæ Nisineii*, du nom d'un capitaine romain, *Nisineius*, sous la conduite duquel les thermes auraient été restaurés. Le surnom de *Lancy* vient d'un ancien seigneur nommé *Ancellus*, de même que celui d'*Archambaud* vient d'*Erchembaldus*, nom devenu propre aux premiers seigneurs de Bourbon en Bourbonnais.

Il est bien regrettable que les statues, les médailles et autres antiquités gauloises et romaines aient été de tout temps dispersées. Lors de la restauration des thermes, sous Henri III, on trouva un grand nombre de ces antiques, dont le docteur Aubry, dans son curieux ouvrage écrit en 1604, nous fait la description.

Aujourd'hui, la source du Lymbe, entourée de ses gradins en marbre blanc, et le grand bassin circulaire, autrefois piscine couverte, ainsi que le grand aqueduc de vidange, témoignent seuls de ce que devaient être les bains romains.

C'est en ces bains qu'il semble que Jules César, après la prise d'Alésia, se vint délasser de ses travaux et chercher dans iceux, comme dans la fontaine de *Jovence*, le renouvelle-

ment de ses forces. C'est la pensée d'Eumé-
nius, qui vivait à Autun, il y a plus de
1,500 ans, dans le panégyrique qu'il adresse
à Constantin Auguste (Ragut).

Au sortir de la barbarie qui avait succédé
au démembrement de l'empire romain, les
Thermes de Bourbon furent les premiers, au
XII⁰ siècle, fréquentés par les personnages les
plus considérables de France.

En 1542, sous François I**er**, Catherine de
Médicis, épouse de Henri II, vint, après neuf
ans de stérilité, chercher remède aux eaux
de Bourbon, et dès l'année suivante, elle
commença à produire le petit François
deuxième, et après consécutivement cette
belle lignée que nous avons vue (Brantôme),
et ceci, à la grande satisfaction de son médecin Fernel, qui recevait 10,000 écus à chacune de ses délivrances. C'est en souvenir
de cette visite que l'une des sources porte le
nom de *la Reine*.

En 1580, Henri III et Louise de Lorraine
s'y rendirent également avec leur cour. Des
travaux considérables furent exécutés sous la
direction de Miron, premier médecin du Roy.
Les bibliographes nous sauront gré de citer

textuellement le docteur Aubry dans son naïf langage : « Le bastiment parachevé, le Roy et la Royne son épouse, plusieurs princes, seigneurs, dames, s'y transportèrent la plupart pour estre secourus à leurs infirmités : le dessaing du Roy et de la Royne estoit la *seule fécondité* ; laquelle en ce mesme temps madame la comtesse de Fiasque âgée de cinquante-quatre ans, et son mari davantage, ayant demeuré vingt-quatre ans ou plus en mariage, heureusement par ces bains, preuvée par M. le comte de Fiasque, leur fils, vivant, mais les arrests du ciel conclus et émologués pour le règne de Henry quatriesme Auguste, dénièrent ceste faveur de fécondité à la Royne, ne voulant que les bains de Bourbon au préjudice de leur naturelle fidélité par leurs eaux essentiellement fœcondes, éloignassent de la couronne celuy du nom duquel ils sont célèbres et qui devait un jour recognoistre leur fidélité les remettant en leur ancienne splendeur et magnificence... » Depuis cette époque, on vit affluer à Bourbon, pour y faire usage des eaux, tout ce que la province de Bourgogne et la France avaient de plus distingué.

En 1596 , une des plus illustres dames de Paris , mariée en Bretagne , âgée de 27 ans, prenait les eaux de Bourbon : c'était la princesse de Rohan.

En 1601 , M. de Beaulieu , conseiller et secrétaire d'Etat, avait *adjencé* une forme d'étuve au-dessus du *canal*, dans le *jardin Robert*, pour réparer le défaut des *anciennes* (docteur Aubry, 1604).

En 1602-1608 , Henri IV donna 100,000 livres pour réparer les bains, sous la direction de MM. de Beaulieu et Descure ; ce dernier donna son nom à une ancienne fontaine qu'il retrouva.

Marie de Médicis , veuve de Henri IV, vint prendre les eaux.

En 1633 , M. Ronchin , chancelier *es escholles* de Montpellier, ayant amené et guéri à Bourbon la duchesse de Montmorency, dit : « qu'il n'avait jamais rien vu de si majestueux, et que tout ce qui paraissait d'antique en Grèce , en Italie et ailleurs, *n'estait rien à l'égal de ce qui estait de ces bains.* » Le maréchal de la Force et la marquise de Saint-Mars vinrent aussi à Bourbon.

En 1640, le cardinal de Richelieu visita Bourbon et en fit examiner les eaux en sa présence , et devant les *principaux de sa cour*, par Cythais, son médecin, et par de Montreuil , médecin de *Monsieur le Prince*. Il est fort probable que Richelieu profita de ce voyage pour enlever les statues, bas-reliefs, mosaïques qui restaient encore à Bourbon , et qu'il en orna son château et ses jardins de Rueil , saccagés en 1793.

En 1643, Vallot, conseiller de Sa Majesté en ses conseils d'État et privés, son premier médecin et surintendant des eaux minérales de France, vint visiter et admirer les bains de Bourbon-Lancy.

En 1644, la reine d'Angleterre, contrainte de quitter Excester, et réfugiée en France, avait une maladie pour laquelle les médecins lui ordonnèrent les eaux de Bourbon. *Elle y alla avant que de venir à la cour.*

En 1655, la comtesse du Maure se trouvait à Bourbon-Lancy, et avec elle Mme la duchesse de Longueville, la maréchale de Guébriant, la marquise de Sablé, Mlle de Ponts, Mme de Saint-Simon, Mlle de Duras, Mlle de Rambouillet, Mme de Guéménée, Mlle de Bouillon, Mme de Turenne, Mme de Saint-Géran, MMmes de l'Hospital, de Charlus, de Mézières, de Villars, Mlle de Vaudy, etc.

En 1676, Mme de Montespan, la célèbre maîtresse de Louis XIV, vint à Bourbon au mois de mai. Elle y arriva dans une calèche à six chevaux, avec la petite de Thiange. Son train était de quarante-cinq personnes.

M. Fouquet et sa nièce, qui buvaient à Bourbon, furent la voir ; elle causa une heure avec lui. Mme Fouquet s'y rendit le lendemain.

Mlle la princesse de Tarente était aussi à Bourbon ; *on lui permit de faire sa cour*, mais un quart d'heure seulement ; cependant elle y avança bien ses affaires.

En 1680, le fameux Lauzun, époux de *Mademoiselle*, prisonnier d'État, sous prétexte de santé fut conduit à Bourbon, où Mme de Montespan et Mlle de Tours, sa fille, s'employèrent, pour adoucir le roi, à obtenir sa renonciation à son apanage de la principauté des Dombes et du comté d'Eu en faveur du duc du Maine.

Mme de Nogent, sœur de Lauzun, l'accompagnait à Bourbon, ainsi que Baraille, officier dévoué à Mademoiselle et au prisonnier ; la maréchale d'Humieu y était aussi. Lauzun ne sortait pas de chez elle, quoiqu'il mandât toujours à Mademoiselle *qu'il ne voyait personne*.

M. de Belzunce, beau-frère de Mme de Nogent, vint également à Bourbon, la marquise de Lévi aussi. Fagon, premier médecin du roi, vint y soigner Mlle de Tours.

En 1682, Mme de Louvois apprit à Bourbon la mort de Colbert, et les nouvelles faveurs dont Louis XIV comblait son mari.

En 1686, la belle Constance de Luynes, comtesse de Verne, vint à Bourbon. Elle fut la maîtresse du prince de Savoie, dont elle eut deux enfants reconnus : un fils qui mourut sans alliance, et une fille qui épousa le prince de Carignan. Ainsi, Mme de Verne est l'arrière-grand'mère de Victor-Emmanuel.

En 1687, Mme de Sévigné date de Bourbon quelques-unes de ses lettres : « Nous arrivâmes hier au soir ici, de Nevers, d'où je vous avais écrit. Il est vrai que nous vînmes hier en un jour, comme on nous l'avait promis; mais quel jour! Quelles dix lieues! nous marchâmes depuis la pointe du jour jusqu'à la nuit fermée, sans arrêter que deux heures justes pour dîner; une pluie continuelle, des chemins endiablés, toujours à pied, de peur de verser dans des ornières effroyables; ce sont quatorze lieues toutes des plus longues, et tout cela ensuite de cinq journées précieuses, éclairées du soleil, dans un pays et des chemins faits exprès ; je crois être dans un autre climat, un pays bas et couvert comme la Bretagne, enfin, sombre forêt où le soleil ne luit que rarement. Nous y fûmes reçues par cette madame Ferret, de Bretagne ; nous sommes logées où étaient Mme de Montespan, Mme d'Uzes, Mme de Louvois. Nous avons bien dormi, nous avons vu les *puits bouillants*, nous avons été à la messe aux Capucins, nous avons reçu les compliments de Mme de Fourci, de Mme de Nangis, de Mlle d'Armentières ; mais nous avons un médecin qui me plait ; c'est Amiot, qui connaît et estime Alliot, etc.. »

(Bourbon, 22 septembre 1687).

« Vous voulez savoir de mes nouvelles. Elles sont tout à fait bonnes. Il y a deux jours que je prends les eaux ; elles sont douces et gracieuses et fondantes ; elles ne pèsent point ; j'en fus étonnée et gonflée le premier jour, mais aujourd'hui je suis gaillarde ; on les rend de tous les côtés, point d'assoupissement, point de vapeurs ; si je continue à m'en trouver si bien, je ne me servirai point de celles de Vichi, que l'on fait venir ici en un jour ;

jamais union ne fut si parfaite entre deux rivales. On les fait réchauffer dans le puits le plus bouillant de ceux qui sont ici, on les fait boire comme les autres ; celles-ci reçoivent celles-là dans leur sein ; c'est cela qui s'appelle précisément le même degré de chaleur ; car les bouteilles y sont comme dans leur propre maison.

» J'étais dégoûtée du réchauffement de Paris avec de méchants fagots froids ; mais la chaleur d'ici me plaît infiniment, et l'on y fait la vie des eaux qui est tout uniforme et tout appliquée à la santé. Nous sommes les plus saines Mme de Chaulnes et moi ; Mme de Nangis fait mourir de pitié de ses coliques d'estomac dont elle tombe en convulsions ; Mlle d'Armentières est dans une langueur qui paraît à son dernier période ; Mme de Fourci revenant de Vichi et disant qu'elle vient *achever de se guérir à Bourbon* ; et cette guérison, c'est qu'elle dort ou veut dormir trois heures après son dîner, et que, pendant ce temps, ses jambes sont de laine ; elle ne se soutient que vers les quatre heures, et c'est tous les jours à recommencer, et elle est si contente qu'elle en fait pitié. Le frère de votre Berthelot est dans un état déplorable, un reste affreux d'apoplexie ; ce qu'il y a de plus fâcheux ici, c'est de ne voir que de ces sortes de maladies ; les bains en remettent quelques-uns, et laissent les autres. Je me trouve *si bien*, par comparaison, que je ne devrais point quitter un lieu où je suis la plus heureuse. Mme la duchesse de Chaulnes est sur la même ligne ; rien n'est pareil aux soins qu'elle a de moi ; elle songe plus à ma santé qu'à la sienne; et parce qu'elle m'a détournée de Vichi, c'est elle qui fait venir ici les eaux de Vichi, pour en prendre, si on le juge à propos. Celles de Bourbon l'emportent de mille lieues, si on en croit les médecins d'ici ; cependant nous verrons. *Il est constant que ceux qui en ont pris s'en sont trouvés comme de Vichi.* »

(Bourbon, 25 septembre 1687).

« M. Mansart est ici ; il ne respire que de se restaurer des extrêmes évacuations de Vichi ; tous ceux qui en sont revenus tiennent le même langage. Il est vrai que, pendant huit jours que j'ai pris ici les eaux de Vichi, elles m'ont très bien fait, mais j'ai pris ensuite celles de Bourbon pour m'adoucir et *me consoler*. C'est une opinion toute commune que celles-ci, quand on n'a pas beaucoup d'humeurs, sont douces et fondantes et consolantes, et qu'elles se distribuent dans toutes les parties avec une onction admirable. »

(Bourbon, 16 octobre 1687.)

En 1697, Lachaise, capitaine de la Porte, frère du père Lachaise, confesseur du roi.

En 1698, Fervaques, gouverneur du Maine et du Perche.

En 1700, Châteauneuf, secrétaire d'État.

Et M. le duc de Beauvillers, gouverneur du duc de Bourgogne, qu'une très mauvaise santé avait fait aller à Bourbon, en revint avec assez de succès.

En 1701, le roi d'Angleterre Jacques II, se trouvant fort mal à Saint-Germain, et tombant en paralysie d'une partie du corps, Fagon l'envoya à Bourbon. La reine d'Angleterre l'y accompagna. Louis XIV fournit magnifiquement à tout, chargea d'Urfé d'aller avec eux de sa part et de leur faire rendre partout les mêmes honneurs qu'à lui-même.

En 1721, Mme la marquise de Villeroi, belle-fille du maréchal de Villeroi.

En 1765, la marquise de Créqui, Mme de Veaudémont. Cette dernière était issue de ce fameux Jean de Nivelle, que le seigneur de

Montmorency, son père, avait déshérité et traité de *chien*, pour avoir suivi le parti du duc de Bourgogne et pour s'être enfui *quand on l'appelait* pour le service du roi.

Mme de Genlis venait alors souvent à Bourbon pendant l'été. Elle donne, dans son roman des *Mères rivales*, de jolis détails sur cette ville et ses environs. (Études sur le canton de Bourbon-Lancy, par A. Bernard-Langlois.)

Ces Thermes, appartenant aux États de Bourgogne, devinrent propriété nationale à la Révolution, puis, en 1805, furent donnés à l'hôpital par l'empereur Napoléon Ier.

Le 11 février 1865, l'Hospice d'Aligre concéda les Thermes à une Compagnie particulière devant dépenser une certaine somme pour jouir de la concession pendant 90 ans; malheureusement, des difficultés judiciaires, jointes à l'impossibilité de remplir les engagements, paralysèrent le développement de l'exploitation. Tandis que toutes les stations similaires prenaient depuis quelques années un accroissement considérable et une vogue due plus encore à la mode qu'à la valeur intrinsèque de leurs eaux, la Station thermale de Bourbon, fréquentée autrefois par les plus hauts personnages, tombait presque dans l'oubli. Frappé de cet état de décadence imméritée, et de la valeur thérapeutique d'eaux si célèbres, un groupe de propriétaires de Saône-et-Loire se réunit pour former, le 27 septembre 1879, une Société anonyme au capital d'un million. La commission de l'Hospice d'Aligre, par sa délibération du 17 octobre 1879, a accepté et confirmé dans leurs droits, pour 75 ans, les nouveaux concessionnaires.

La nouvelle Société n'a pas perdu son temps : immédiatement elle faisait dresser des plans et devis par son architecte, M. Pinchard ; elle traitait avec l'entrepreneur Bruno, qui a su triompher de toutes les difficultés, et aujourd'hui, elle peut, à l'ouverture de la saison, 15 mai 1880, offrir aux étrangers un Établissement thermal pouvant, par ses aménagements et son aspect, rivaliser avec les plus beaux du genre ; elle a en même temps transformé l'ancien bâtiment du Casino, et créé de splendides salons au rez-de-chaussée et aux étages supérieurs un hôtel de premier ordre, pouvant rivaliser avec les plus beaux hôtels de Suisse et d'Allemagne.

Une magnifique entrée sur la place d'Aligre a été créée, et donnera accès dans les bains du premier étage et les bureaux de l'Administration. L'année prochaine, un second pavillon, dit de l'*Horloge*, terminera les vastes portiques de la *Cour des Fontaines*, en complétant le service balnéaire. Dès aujourd'hui, l'Établissement thermal comprend :

Une vaste piscine de natation de 190 mètres carrés située dans le parc de l'Établissement ;

30 cabinets de bains au premier étage ;

20 *bains romains* au rez-de-chaussée, avec douches descendantes chaudes et froides. La douche peut donc être prise au sortir du bain, et sans changer de local ;

4 salles d'étuves pour bains de vapeur ;

4 cabinets d'étuves avec accessoires ;

1 douche circulaire ;

2 douches ascendantes vaginales dans la baignoire, nouveau système réclamé par M. le Médecin-Inspecteur ;

2 douches ascendantes en sièges ;

1 bain de siège à eau continue et hydro-mélangeur.

1 piscine romaine de 4 à 6 personnes, pour bains prolongés.

Une vaste salle d'inhalation, avec appareils d'eau pulvérisée pour douches de gosier, nasales, auriculaires, etc.

Contrairement à ce qui se fait dans presque tous les établissements de ce genre, nous n'établirons aucune distinction de classes pour le confort des appareils balnéaires ; les personnes moins fortunées recevront les mêmes soins et avec les mêmes appareils que les classes privilégiées. La seule différence des tarifs, comme on le verra ci-dessous, sera basée sur la saison et sur les heures choisies par les baigneurs. Les concessionnaires devant le 5e des eaux aux indigents admis à l'Hospice d'Aligre, il ne sera délivré aucun traitement gratuit.

SOURCES

Situées dans la Cour des Fontaines.

Les sources actuellement employées sont au nombre de six :

1º Le Lymbe, la plus abondante, de construction romaine, et dont la température est de 57º à 58º au point d'émergence, et 52º aux robinets des cabinets de bains. Un dernier jaugeage donne actuellement un débit de 300 mètres cubes d'eau environ par 24 heures. Le débit pourra facilement être ramené à 400 mètres cubes, jaugeage opéré en 1857 par M. Français, ingénieur en chef des mines, et qui peut être facilement augmenté ;

2º Marguerite, température 47º ;

3º Saint-Léger,   —   47º ;

4º La Reine   —   52º ;

C'est particulièrement à la source de la Reine qu'on puise l'eau employée en boisson;

5º Descure, température 54º ;

C'est la source la plus chaude après le Lymbe et la plus chargée en résidus sodiques ;

6º La Rose.

Il est plus que probable que ces sources ont toutes la même origine, et l'analyse chimique donne fort peu de différences dans les résultats comparatifs. Comme on le verra par les analyses qui suivent, les eaux de Bourbon ne sont pas sulfureuses, mais chlorurées-sodiques avec traces d'iode, d'oxyde de fer, d'arsenic et de phosphore combinés. Leur thermalité naturelle et l'usage convenable des douches après les bains prolongés, produisent les plus heureux résultats, et les guérisons sont nombreuses à Bourbon-Lancy. Nous n'avons pas à regretter les accidents assez fréquents qui surviennent dans certaines stations d'eaux sulfureuses, que les rhumatisants et les goutteux ne devraient aborder qu'avec les plus grandes précautions.

Des conferves d'un beau vert se forment sur ces eaux chaudes, et leur application sur les plaies est, dit-on, un excellent remède.

ANALYSE D'UN LITRE

	1re source. LE LYMBE.	2e source. ST-LÉGER.	3e source. DESCURE.	4e source. LA REINE.	5e source. MARGUERte.	6e source. LA ROSE.
Chlorure de sodium	1.25	1.23	1.30	1.20	1.34	1.24
— de calcium	0.02	0.03	0.05	0.03	0.03	0.10
— de magnésium	0.01	0.02	0.40	0.04	0.02	0.05
Iodure de sodium		traces	traces			
Sulfate de soude	0.28	0.30	0.25	0.10	0.25	
— de chaux	0.04	0.03	0.02	0.03	0.04	0.02
Carbonate de chaux	0.09	»	0.06	0.02	0.09	0.18
— de magnésie	0.01	0.02	0.15	0.03	0.02	0.02
Silice	0.03	0.03	0.02	0.02	0.03	0.01
Oxyde de fer	0.02	0.02	0.02	0.09	0.02	0.02
Arsenic	»	traces	traces	»	»	»
	1.75	1.68	2.27	1.56	1.84	1.64

(Docteurs TEILLIER et LAPORTE.)

Voici l'Analyse comparative de l'Ecole des Mines, en 1874, signée de M. CARNOT.

NOMS DES SOURCES.	RÉSIDU FIXE par litre.	Acide chlorhydrique correspond^{t} au chlore pour 1 litre	CHLORURE DE SODIUM.
LYMBE.............	1,680	0,8175	1,3102
REINE.............	1,620	0,8144	1,3052
MARGUERITE........	1,750	0,8236	1,3199
SAINT-LÉGER.......	1,640	0,8154	1,308
DESCURE...........	1,650	0,8165	1,3068

USAGE DES EAUX

Les baigneurs doivent se munir d'une carte personnelle pour l'usage des eaux en boisson ou gargarisme, et la présenter à toute réquiquisition aux femmes préposées aux sources.

Les fontaines pour la boisson sont ouvertes en même temps que les bains, et après midi, de 2 à 5 heures du soir.

Ces eaux sont prises ordinairement le matin à jeun et souvent pendant le bain ; on peut les mélanger avec du sirop de gomme ou autre. La saison est d'environ 21 jours et il n'y aurait aucun inconvénient à la prolonger, les eaux de Bourbon étant calmantes et exigeant un usage assez persévérant de bains, douches et étuves.

Il n'est rien dû aux employés des bains ; la générosité seule des baigneurs les guidera pour les étrennes qui sont généralement accordées à la fin du traitement.

BAINS & DOUCHES

Les bains et douches se prennent, suivant les besoins du service, depuis 1 heure du matin jusqu'à midi. Généralement il n'est pas donné de douches après midi.

Les bains ne peuvent durer plus de 45 minutes, et la douche 15 minutes, compris le temps de l'entrée et de la sortie, soit une heure pour ce double traitement. Le bain simple, compris l'entrée et la sortie, pourra durer une heure. En dehors de cette durée, les bains ou douches payeront double tarif.

Le tarif comprend le retour en chaise à porteurs pour les douches, car il est d'usage d'aller prendre son bain ou sa douche à pied et de revenir en chaise. Dans le cas d'aller et retour en chaise, le supplément sera de 50 centimes. Les couvertures pour retour de la douche sont généralement fournies par les hôtels. Les dames qui font habituellement usage de fonds de bains au premier étage et peignoir en toile payeront le supplément du tarif. — C'est une vieille coutume, à Bourbon, de s'envelopper, après la douche, d'une couverture de laine fournie par les hôtels respectifs où on loge. Nous ne saurions trop nous élever contre cette coutume peu hygiénique ; indépendamment de certaines maladies contagieuses qui peuvent se communiquer par l'usage d'une couverture de laine commune à plusieurs baigneurs, ce serait une mesure élémentaire de propreté que chaque baigneur pût avoir sa couverture particulière. Le Grand-Hôtel de l'Établissement thermal donnera l'exemple de cette réforme en livrant ses couvertures seulement à l'abonnement pour toute la saison, avec un numéro répondant à celui de la chambre du baigneur, et un casier spécial. Mais nous engageons vivement les baigneurs qui prennent plusieurs saisons consécutives, à faire l'acquisition de costumes de laine spéciaux pour cet usage. Nous en tiendrons un certain nombre à la disposition du public et au prix de fabrique, suivant les modèles usités au Mont-Dore et autres stations thermales.

En dehors des douches descendantes, seules usitées jusqu'à présent à Bourbon, nous avons créé quatre salles spéciales de douches horizontales avec massage, suivant la méthode si connue à Aix-les-Bains. Les amateurs de ce mode de traitement, par lequel on éprouve souvent un si grand délassement et bien-être, nous sauront gré de cette innovation.

DOUCHES ASCENDANTES

A un ancien appareil unique et ne répondant plus aux exigences modernes, nous avons substitué deux nouveaux appareils, pour hommes et pour dames, et pour tirer le meilleur parti possible des eaux de Bourbon, si efficaces pour toutes les maladies utérines, nous avons fait établir, sur le conseil du Médecin-Inspecteur, deux appareils pour douches vaginales, dans des baignoires de cabinets réservés aux dames.

Pour toutes ces douches ascendantes, ainsi que pour les douches pharyngiennes ou auriculaires de la salle de pulvérisation, nous engageons vivement les malades de se munir de canules ou jets particuliers que l'on trouvera à acheter à l'Établissement. La durée de ces douches est de 15 minutes, une heure avec le bain.

ÉTUVES

Les bains de vapeur humide sont fort employés à Bourbon, soit dans des cabinets auxquels nous avons fait ajouter la couronne à douche froide, soit dans des caisses où le corps entier ou un seul membre est enfermé. Ces bains de vapeur, obtenus avec l'eau naturellement chaude du Grand-Lymbe, produisent de très heureux résultats pour les rhumatisants, et les suites de fractures et luxations.

La durée de ces bains de vapeur est ordinairement d'une demi-heure ; au delà, ils se payeront double.

Nous avons également établi un bain de siège avec eau courante, et colonne de distribution pour arriver à la température voulue. Cet appareil sera des plus utiles pour le traitement des hémorrhoïdes, et toutes affections de la région du périnée.

SALLE DE PULVÉRISATION

Cette salle, de création toute nouvelle, était indispensable pour traiter les malades atteints de laryngites et autres maux de gorge, pour lesquels les eaux de Bourbon sont déjà si efficaces en simples gargarismes ou boisson.

6 tablettes, placées contre les murs, sont munies de douches filiformes, pharyngiennes, nasales, etc., et une table centrale à 10 places est surmontée de 10 appareils de pulvérisation en coupe.

Cette salle de pulvérisation sera ouverte de 6 heures à 10 heures du matin, et de 3 heures à 5 heures du soir, avec prix uniforme, comprenant une serviette ou peignoir.

La durée de la séance est, au maximum, de vingt minutes.

PISCINE DE NATATION

La grande piscine sera ouverte de 7 heures à 10 heures du matin pour les dames, et de 3 heures à 6 heures du soir pour les hommes. Un maître de natation et gymnastique sera attaché à la piscine et ses leçons aux enfants seront accordées gratuitement. Le cachet de piscine donne droit à 1 peignoir et 1 serviette; le costume pour dame se paye en plus, en location 50 centimes, et le caleçon de bain pour homme 10 centimes.

TARIFS

1° Eau prise en boisson ou gargarisme pendant la saison de
vingt-un jours, aux sources ou
dans le bain, du 15 mai au 25
juin, et du 15 septembre au 15
octobre..................... 2 fr.

Du 25 juin au 15 septembre.. 3 fr.

Si la saison empiète sur l'une ou l'autre de
ces dates, la proportion sera ainsi établie;
pour 20 jours, par exemple.

Du 15 au 25 juin, dix jours..... 1 fr.
Du 25 juin au 5 juillet, 10 jours. 1 50

TOTAL............. 2 50

Nul ne pourra boire aux sources sans une
carte d'abonnement, mais une fontaine d'eau
minérale chaude restera gratuitement à la
disposition du public, sur la place d'Aligre.

SOCIÉTÉ ANONYME DES THERMES DE BOURBON-LANCY

TARIF DES BAINS

DÉSIGNATION DES BAINS.	DU 15 MAI AU 25 JUIN et du 1er Septembre au 15 octobre		DU 25 JUIN AU 1er SEPTEMBRE.	
	De 6 heures à 9 heures du matin.	Avant et après les heures ci-contre.	De 6 heures à 9 heures du matin	Avant et après les heures ci-contre.
Bains avec douche et porteurs. (*Piscine romaine.*).	2 25	2 »	3 »	2 50
Bains avec douche ascendante-vaginale. (*1er étage*).	1 50	1 »	2 50	2 »
Etuve ou vapeur en caisse avec grande douche et porteurs....................	2 25	2 »	2 50	2 »
Bain d'étuve avec douche ou sans douche en pluie.	1 25	1 »	2 25	1 75
Piscine romaine de famille pour bain prolongé (à l'heure, sans porteurs)....................	4 »	3 »	5 »	4 »
Vapeur en caisse simple, avec porteurs.........	1 25	1 »	2 25	1 75
Douche simple, avec porteurs....................	1 25	1 »	2 »	1 50
Douche avec massage, avec porteurs............	2 50	2 »	3 »	2 50
Bain simple, avec 1 peignoir, deux serviettes....	1 25	1 »	1 50	1 25

DÉSIGNATION DES BAINS.	DU 15 MAI AU 25 JUIN et du 1er Septembre au 15 octobre		DU 25 JUIN AU 1er SEPTEMBRE.	
	De 6 heures à 9 heures du matin.	Avant et après les heures ci-contre.	De 6 heures à 9 heures du matin.	Avant et après les heures ci-contre.
Bain de piscine (natation) pour hommes et pour dames (1 peignoir, 1 serviette.)...............	» 50	» 50	» 75	» 75
Salle de pulvérisation chaude ou froide, douche naso-pharyngienne-auriculaire, avec 1 serviette.	» 50	» 50	» 75	» 75
Bain de siège à eau continue (1 serviette).......	1 »	» 75	1 »	1 »
Bains de pieds au 1er étage (1 serviette).........	» 40	» 40	» 50	» 50
Petit bains de vapeur local....................	» 50	» 50	» 50	» 50
Douche ascendante au 1er étage (1 serviette).....	» 50	» 50	1 »	» 75
Abonnement à la buvette pour une saison d'un mois....................................	2 »	2 »	3 »	3 »
Bains de propreté réservés aux habitants du pays, avec 1 peignoir et 2 serviettes chauffés. Pendant la saison, ces bains ne seront donnés qu'après midi, dans 2 cabinets réservés...............	1 »	1 »	1 »	1 »
Même bain comme-ci-dessus, sans linge........	» 50	» 50	» 50	» 50
Bains d'ouvriers, hors saison, sans linge, et le dimanche seulement......................	» 20	» 20	» 20	» 20

SUPPLÉMENT

Porteurs, lorsqu'ils ne sont pas désignés	»	50
Fond de bains...............................	»	30
Peignoir pour dame	»	25
Serviettes.................................	»	10
Costume de dame pour piscine.............. ..•...	»	50
Caleçon de bain pour homme...................	»	10

NOTA. — La durée du bain, avec douche ou sans douche, compris l'entrée et la sortie, ne devra pas dépasser une heure ; celle des douches simples ou de massage, un quart d'heure ; le bain d'étuve ou de vapeur, ou bain de siège, également un quart d'heure ; les séances de pulvérisation, un quart d'heure.

En dehors de ce laps de temps indiqué, les bains ou douches se payeront double.

Au commencement de la saison, il est ouvert, au bureau de l'Administration, un registre spécial d'inscription divisé en caselles correspondant aux numéros des différents cabinets de douches et étuves. L'employé mentionnera dans chaque caselle les heures consacrées aux douches, avec indication des heures qui ont été retenues et de celles qui sont encore disponibles. Le registre est communiqué aux baigneurs. Si le baigneur n'arrive pas à l'heure qui lui a été attribuée, l'Administration pourra disposer de son cabinet, après cinq minutes d'attente. Le baigneur n'aura plus alors le droit de disposer de son cachet de douche qu'autant qu'il restera une heure disponible dans la journée.

Pour les bains simples et salle de pulvérisation du premier étage, il n'y aura pas d'heure fixe, et les cabinets seront donnés aux premiers arrivés, en ne tenant compte que des séries de prix. Les personnes qui voudront des chaises à porteurs pour ce service du premier étage devront donc prévenir l'Administration la veille. Il est d'usage que les différents hôtels fournissent le linge et couvertures nécessaires à la sortie des douches et étuves.

Mâcon, le 4 avril 1880.

L'Administrateur délégué,

Signé : A. DE SURIGNY.

Vu avec avis favorable.

Bourbon-Lancy, le 6 avril 1880.

Le Maire,

Signé : F. SARRIEN.

Vu et approuvé par le Préfet de Saône-et-Loire.

Mâcon, le 8 avril 1880.

Signé : E. HENDLÉ.

PARC ET SALONS-CASINO

L'Administration se fera un plaisir de permettre au public de visiter son Établissement, sans aucune rétribution.

Cette visite ne pourra avoir lieu qu'après la clôture du service des bains , c'est-à-dire de 2 heures à 6 heures du soir. On devra toujours s'adresser au Concierge.

L'Administration des Thermes met gracieusement à la disposition du public la promenade dans son Parc à certaines heures qui seront déterminées par un règlement approuvé par l'autorité administrative supérieure. Elle se réserve d'avancer ou retarder les heures désignées, suivant la saison , et pourra fermer son Parc à certains jours réservés. En tout temps et à toute heure, l'administration exercera le droit de police et d'exclusion à l'égard des mendiants ou des personnes dont la tenue ne serait pas convenable. (Voir les règlements spéciaux par arrêtés préfectoraux.)

Les cartes d'abonnement au Cercle-Casino seront prises au bureau de l'Administration , avec présentation par une personne honorable. Cette carte sera strictement personnelle ; elle donne droit aux baigneurs pendant un mois, et aux habitants de Bourbon pendant la saison :

1º A l'entrée libre dans la salle de bal et de concert ;

2º A l'entrée libre dans le salon de lecture ;

3º A l'entrée libre au café-billard, au fumoir ;

4º A l'entrée libre dans le Parc, et dans le Cercle de la Musique et la Cour des Portiques.

Nota. — L'Administration se réserve le droit de suspendre l'abonnement une fois par semaine pour les soirées extraordinaires ou les fêtes dans le Parc.

Le prix de l'abonnement est de 20 fr. par personne ; on traitera de gré à gré pour les abonnements de famille.

Les personnes non abonnées payent par jour 2 fr. (les soirées extraordinaires exceptées).

L'abonnement est personnel, avec carte signée par le titulaire.

Les personnes non abonnées au Cercle-Casino devront entrer à l'Hôtel par le grand escalier donnant accès dans la salle à manger et le café-billard.

Le salon du premier étage est spécialement réservé aux personnes logées au Grand-Hôtel, et interdit aux abonnés du Cercle.

PETIT INDICATEUR

DE

BOURBON-LANCY

Bourbon-Lancy (3,228 habitants) est un chef-lieu de canton du département de Saône-et-Loire : c'est le plus vaste canton de l'arrondissement de Charolles ; il renferme 10 communes, avec une superficie de 28,382 hectares.

Bourbon-Lancy, chef-lieu.
Saint-Aubin-sur-Loire.
Chalmoux.
Cronat-sur-Loire.
Maltat.
Mont.
Perrigny-sur-Loire.
Vitry-sur-Loire.
Sept de ces communes touchent à la Loire.

Ce canton est arrosé par un fleuve, la Loire, et trois petites rivières, la *Somme*, la *Ganche*, qui n'est qu'un bras de la Loire, et la *Cressonne*. Les deux ruisseaux le *Borne* et le *Vezon* aboutissent à la Loire. La Loire est navigable de Digoin à Nantes, mais la batellerie emploie de préférence le canal latéral situé sur la rive gauche de la Loire, à cause des ensablements de cette rivière.

Bourbon est situé sur l'extrémité sud-ouest de la chaîne de montagnes de *Mont* (d'environ 5 kilomètres de long); c'est une bande de *grauwacke* constituant de petites montagnes et des collines aplaties, dont l'élévation au-dessus du niveau de la mer varie de 250 à 472 mètres. Elle se compose de conglomérats et de grès, de schistes et de calcaires, en couches alternatives, qui sont coupées et traversées par des porphyres, des eurites et des trapps. La direction générale de ces couches est du nord-est au sud-ouest, avec des inclinaisons variables de 25 à 35 degrés, tantôt à l'est et tantôt à l'ouest (1). Le territoire de Bourbon est baigné par la *Loire* et la *Somme* et les ruisseaux de *Borne* et *Vezon*; il est coupé par des gorges et coteaux. La ville est traversée par deux routes nationales : celle de Nevers à Genève, et celle de Moulins à Bâle.

(1) MANÈS. Mâcon, Dejussieu, 1847. *Statistique minéralogique de Saône-et-Loire.*

Les hameaux dépendant de Bourbon-Lancy sont (1) : Amanzé, Arcy, Bassicots, Baudran, Bel-Air, Bois-Barbier, Bois-de-Charme, Bois-de-Drouin, Bois-de-Forty, Bois-du-Four, Bois-de-Germiny, Bois-Saint-Marc, Bois-du-Vigneau, en Borne, Bouchat, Branc-Pain, les Buttes, les Camus, Carrage, Champ-d'Anon, Champ-Aubé, Champ-Blanc, Changy, Chanteau, Charpaille, Champ-du-Vigneau, Chatelot, Chaume-à-l'Ane, Chevagny, la Cornière, Croix-du-Pont, Croix-Guillemard, Crot-Cailleau, De-là, les Monts, Saint-Denis, Domaine-des-Fées, Etang Chaillot, Fleury (grand et petit), Fontaine-Brenot, les Forges, Forty, Freminat, les Garniers (bois), Gentenat, Givalois, le Grand-Bois-des-Dames, Grand-Bois-de-Serre, les Grands-Verziaux, Guémonot, Gué-Moucault, Gué-Simonin, Langarde, *Saint-Léger*, la Loge, Longevigne, Manceau, Saint-Marc, *Maringe*, Saint-Martin, Maupoint, Menaud ou Domaine-Haut, Meneau Millière, Mont-au-Dru, Mont-Plaisir, Martin, Motin, Moulin-à-Vent, Moulin-Bailly, Moulin-Baudrau, Moulin-de-l'Étang, Moulin-du-Fourneau, Moulin-du-Roi, Moulin-

(1) BERNARD-LANGLOIS. Moulins, Martial-Place, 1865.

des-Varennes, Murette (grande et petite),
Moucault, les Narreaux, *Saint-Nazaire*, Navillard, Picaud, Pierre-Folle, Pont-Moret,
Pont-de-Pierre-Blanche, *Port-du-Fourneau*,
la Praye, Prébende, Saint-Prix, les Rois,
Serre (grand et petit), Sornat (grand et
petit), Surbains, Tachon, Tuilerie de Vezon,
Tuilerie du Vigneau, le Veuvray, le Vigneau,
Virat.

Bourbon-Lancy est à 324 kilomètres de
Paris, à 5 myriamètres 4 kilomètres ouest-
nord-ouest de Charolles, à 11 myriamètres
3 kilomètres de Chalon-sur-Saône, à 10
myriamètres 4 kilomètres de Mâcon.

Longitude : 1 degré 26' 32''. Latitude :
46 degrés, 35' 22''. Bourbon remonte à la
plus haute antiquité : il dépendait, avant la
conquête de Jules César, du territoire des
Éduens. Sous les Romains, il porta le nom
d'*Aquæ Nisinæii*, du nom d'un capitaine romain
qui aurait présidé à la construction des bains.
Le premier qui s'est qualifié *sire de Bourbon*
est Aymard. Chassé du comté de *Matric* par
Rollon, duc de Normandie, il se réfugia
auprès de Charles le Simple, et fonda l'abbaye de Souvigny en 921. La charte porte

qu'il fait cette pieuse fondation pour l'âme de son père et de sa mère, Ermengarde, ses frères Dacbert et Archambaud, pour le salut de sa femme Adalsende et de ses fils Girard et Archambaud. Ancel ou Anceau, fils aîné de ce dernier, fut seigneur de Bourbon, auquel il donna son surnom, et son puîné fut sire de Bourbon-l'Archambaud. Archambaud X, mort en Chypre en 1249, fut le dernier du nom, ne laissant que deux filles, dont Agnès épousa Jean de Bourgogne, fils de Hugues IV, laissa Béatrix mariée en 1271 à Robert de France, comte de Clermont, tige de l'auguste maison régnante de Bourbon (1).

Ces anciens seigneurs de Bourbon portaient *d'or au lion de gueules et trois coquilles d'azur rangées en orle*. Ce sont encore les armes de la ville.

Actuellement Bourbon n'est plus qu'un chef-lieu de canton ; son chef-lieu judiciaire est à Chalon-sur-Saône ; il ressort de la cour de Dijon, dépend de l'Académie de Lyon. Le département de Saône-et-Loire est compris dans la circonscription du 8e corps d'armée dont le chef-lieu est à Bourges ; la compagnie de gendarmerie fait partie de la 11e légion

(1) COURTÉPÉE, t, III. Nouvelle édit. Dijon, Lagier, 1848.

dont le chef-lieu est également à Bourges; pour le spirituel, il dépend de l'évêché d'Autun (1).

ADMINISTRATIONS, PERSONNEL, OFFICIERS MINISTÉRIELS, BANQUES.

Préfet de Saône-et-Loire, M. Ernest HENDLÉ, chevalier de la Légion d'honneur, officier d'Académie, nommé par décret du 18 décembre 1877.

Sous-préfet de Charolles, M. FAUSSE.

Maire de Bourbon-Lancy, M. SARRIEN, chevalier de la Légion d'honneur, avocat, député de Saône-et-Loire.

Adjoints : MM. PAIN et BERTHELOT.

Conseillers municipaux : MM. BERTHIER, Jean-Marie, BERTHIER-MEUNIER, BONNEAU, GOLLIARD, GROUILLET, LAVOCAT, LAMBERT, MONNIER, MICHELET, NAUDIN, PÉRARD, PIESSAT, RACOUCHOT, RAYNAUD, SALIN-CLOSTRE, SCHOTT, THIBEAUDIN, VALENTIN.

Juge de paix, M. MARCLAUD.

Brigade de gendarmerie, M. NOULLY, maréchal des logis.

Pompiers, lieutenant, M. BERTHIER-MEUNIER.

(Voir pour les postes et télégraphes, les médecins et pharmaciens, les pages 18 et 22.

Notaires : MM. DELONCHAMP, NAUDIN, SARRIEN (Michel).

Huissiers : MM. GONIN, LÉTOREY.

Banque et recouvrement, M. MITAINE.

---

(1) *Annuaire de Saône-et-Loire*, imp. Protat frères, Mâcon.

M. Larue, directeur de l'agence de la Banque
de Mâcon à Digoin, se trouve à Bourbon-Lancy
les 1er, 6, 11, 16, 21, et 26 de chaque mois.

Percepteur, M. Boudineau.

Contributions directes, M. Guittet, receveur
d'enregistrement.

Contributions indirectes : MM. Durand, receveur ; Collombet, commis principal ; Paillard,
receveur buraliste.

Conducteur des ponts et chaussées, M. Léger.

Agent voyer, M. Gravier.

Ingénieurs civils : MM. Ducrozan et Venot.

Vétérinaires : MM. Combaret et Giraud.

SERVICE DU CULTE.

Église paroissiale : MM. l'abbé Perrotin, curé,
archiprêtre ; Landriot, vicaire ; N., 2e vicaire.

Tous les dimanches, messe à 6 heures, grand'
messe à 10 heures à la paroisse ; à 8 heures, à
l'église succursale de Saint-Nazaire ; et pendant
la saison thermale, à 6 heures 1/2 et 10 heures
(messe dite *des Baigneurs*), à la chapelle de l'hospice d'Aligre.

HOSPICE D'ALIGRE.

Président, M. le Maire de Bourbon-Lancy.

Membres : MM. Bernard, Fornel O. ❋, Jour-
dier, Mitaine, Sarrien, Michel, Thibeaudin.

Aumônier, M. l'abbé Graffard.

Régisseur, M. Charbonnet.

Receveur, M. Marillier.

Économe, M. Villeret.

COMICE AGRICOLE DE BOURBON-LANCY,
Fondé en 1865.
(125 ASSOCIÉS.)

MM. le docteur MERLE, président ;
  D'HÉRÉ, propriétaire à Chalmoux, vice-
  président ;
  Jean MERLE et Emile MÉTÉNIER, secrétaires;
  FORNEL, trésorier.

SOCIÉTÉ PHILHARMONIQUE.
(24 EXÉCUTANTS.)

MM. le Docteur MERLE, président ;
  Amédée CAVY, chef de musique.

ÉCOLES.

École communale et pensionnat de garçons,
M. LARUE, Marius, instituteur et maître de pension.

École libre des Frères Maristes, Frère LICINIUS,
supérieur.

École communale de filles, tenue par les Sœurs
de Charité de Nevers (dépendantes des Sœurs de
l'hospice d'Aligre).

École primaire gratuite : une pension payante
et un asile y sont annexés.

Pensionnat libre de jeunes filles, tenu par
Mlle FAVREAU.

Voitures à volonté et entreprise de la corres-pondance avec les chemins de fer.

M. MOREAU, au Pont-de-Pierre-Blanche.
M. LACROIX, à Bourbon.

En outre l'Établissement thermal aura un service spécial pour le chemin de fer et voitures à
volonté.

Il y a marché à Bourbon-Lancy tous les samedis, sur la place de la Mairie.

Les foires de Bourbon sont très importantes; on y amène beaucoup de bétail, et les étrangers pourront y admirer ces beaux bœufs du Charollais, l'honneur du Brionnais et du Nivernais. Les principales foires ont lieu les 25 janvier, 25 février, 30 mars, premier et dernier samedi de mai, 25 juin, 28 juillet, 24 août, 16 septembre, 8, 9, 26 et 27 octobre, 24 novembre et 22 décembre.

Un antique et curieux usage qui s'est conservé à Bourbon, c'est la *louée des domestiques*, qui a lieu le 24 juin, sur la place publique. Les filles à louer mettent une rose à leur corsage et les garçons une feuille de noyer à leur chapeau. Si cette année 1880 les filles n'ont pu s'orner de roses blanches ou rouges, il ne faudra s'en prendre qu'à l'hiver exceptionnel qui a détruit tous nos rosiers. Ce jour-là est en même temps fête patronale et attire beaucoup de monde à Bourbon.

Le 8 septembre a lieu le *concours agricole*.

C'est une fête populaire pour le pays : il y a bal public, jeux divers, feu d'artifice ; mais pour les agriculteurs sérieux, c'est un évènement important, puisqu'il est destiné à encourager les progrès agricoles.

Le canton de Bourbon-Lancy, jadis fort arriéré en agriculture, s'est déjà transformé depuis quelques années, grâce à l'initiative d'agriculteurs distingués. Lorsqu'à la place de champs incultes et couverts de balais ou genêts, on voit certaines cultures de propriétaires et fermiers intelligents, on comprend le mot d'un célèbre agriculteur sur ce pays : « Votre canton vaut le Brionnais. » Aussi, nous sommes convaincu de la plus-value que continuera à acquérir la terre dans ce canton.

Nous avons le regret d'avouer que Bourbon offre peu de ressources sous le rapport scientifique et intellectuel. Point de bibliothèque publique; un musée à l'état naissant situé à l'Hôtel de Ville et renfermant quelques fragments de corniches antiques, un ancien moulin à bras, quelques débris de statues, des médailles gallo-romaines, des minéraux et un certain nombre de silex préhistoriques. C'est un commencement ; mais de combien de richesses artistiques ce musée ne serait-il pas rempli, si tous les objets antiques, trouvés dans les fouilles depuis Henri III, avaient été conservés, au lieu d'être dispersés de tous côtés. Bourbon a cependant possédé des hommes d'érudition et des travailleurs scientifiques, mais ils sont restés isolés, et l'esprit d'initiative et d'association a manqué pour aboutir à des résultats utiles pour la postérité. Les personnages célèbres sont rares à citer ; et les seuls écrivains avant la Révolution sont deux médecins, Philippe Montceau et Jean-Marie Pinot. Dans le genre léger, nous avons Mme de Genlis (Stéphanie-Félicité Ducrest, comtesse), un peu trop pédante et trop romanesque à mon avis. On connait trop ses pastorales pour parler ici de ses pièces de vers, et de son genre d'éducation comme *gouverneur* (et non gouvernante) des princes d'Orléans (fils du duc de Chartres) en 1782. Il parait que Mme de Genlis n'était gourmée que dans ses livres, et au contraire fort aimable et spirituelle dans la conversation, et qu'elle *fit beaucoup de passions*.

CURIOSITÉS & ENVIRONS

DE

BOURBON-LANCY

HOSPICE D'ALIGRE

Cet Hospice a été richement doté par un don fait par le marquis d'Aligre, mort à Paris le 11 mai 1847, et estimé à plus de trois millions. Depuis 1697 l'hôpital des pèlerins avait été réuni, par les soins de M. de Pingré, à l'Hospice des eaux. Le nouvel Hospice est placé sur une éminence joignant le parc de l'Établissement thermal ; il est construit en briques et pierres, sur de vastes proportions avec une jolie chapelle gothique au centre des bâtiments. Ces constructions datent de 1852, et ne sont pas encore terminées, quant à l'aménagement. Les restes du marquis d'Aligre ont été transportés, en 1865, dans le chœur de la chapelle. Cet édifice monumental a été commencé par M. Lambert, architecte, continué par M. Aunet, et enfin achevé par M. Desjardins, architecte de la ville de Lyon.

Longtemps avant cette riche dotation du marquis d'Aligre, l'Hospice avait déjà reçu de nombreux dons lui permettant d'entretenir 26 malades ; voici la liste des donateurs :

1697. M. de Pingré, conseiller du Roi, 6,000 livres pour que la rente serve à l'entretien de deux filles de la Croix tirées de Moulins.

1702. Dupuis de Montbrun, seigneur de la Nocle, et sa femme, Charlotte Dupuis, 9,000 livres et la dime de Dompierre-en-Bourbonnais.

1729. J. Debonnaire des Camaldules de Paris, 550 livres de rente pour la nourriture de six pauvres à l'Hospice.

En outre, différentes sommes pour fondation de lits, sommes que nous ne connaissons pas.

1710. Monteau, intendant des eaux thermales.

1713. F. Challemoux, seigneur d'Urly.

1714. Élisabeth Asson.

1724. Caillat, curé de Pierrefitte.

1747. Pierre de Challemoux, seigneur de Brouillat.

1750. Couseau, de Pont-de-Veau.

1760. M. Apolinaire de Vauherre, baron des Adrets.

1778. L'abbaye de Sept-Fons.

1783. Symphorien Jonchery, capitaine de vaisseau.

A cette époque, il y avait des fondations pour 26 lits.

Nous devons mentionner en outre les États de Bourgogne, et le Conseil général de Saône-et-Loire.

1842. Mme veuve Grillon.

1843. Le marquis d'Aligre et son épouse Mme la marquise d'Aligre, née de Pont-Carré.

1re donation	48,868	»
1847. 2e donation	3,883,838	50
Total	3,932,706	50

Voici ce que dit la chronique du pays au sujet de ce dernier don laissé par testament :

En 1844, le maire de Bourbon, président de la commission administrative de l'Hospice, fit un voyage spécial à Paris, pour remercier, au nom de la municipalité et de l'Hospice, le marquis d'Aligre de son premier don (48,868 francs).

Le marquis fut très sensible à cet acte de

reconnaissance ; il entra dans son cabinet pour en exprimer son contentement à M. Picard, son secrétaire et confident. M. Picard venait précisément de recevoir une lettre des administrateurs de l'Hospice de Chartres qui se plaignaient assez amèrement de ce que la donation de M. d'Aligre était plus onéreuse que profitable (c'était probablement une somme de 50,000 fr. comme à Bourbon). M. Picard fit sans doute remarquer à son maître la différence des procédés ; dans tous les cas, le résultat ne se fit pas attendre. Le marquis d'Aligre biffa d'un trait de plume, sur son testament, la totalité ou tout au moins une partie de la donation qu'il avait faite à Chartres et en fit bénéficier l'Hospice de Bourbon-Lancy.

Loin de nous la pensée de critiquer, mais il est certain qu'un Hospice doté si généreusement n'a vraiment pas eu de chance de n'avoir jamais pu trouver dans ses revenus les moyens de subvenir à l'entretien du Bain des pauvres, non plus que d'assurer la prospérité de l'Établissement thermal complètement déchu de son ancienne splendeur, depuis l'abandon qui, après la Révolution, lui en avait été fait en 1805 par l'empereur Napoléon.

L'Hospice est tenu par des sœurs de Charité de Nevers. Pendant la saison thermale, l'Hospice admet gratuitement 500 indigents des départements voisins, qui reçoivent un traitement gratuit.

La chapelle de l'Hospice, style gothique du xive siècle, est à visiter. On y remarque une chaire sculptée, donnée en 1687 par Louis XIV à Mme Élisabeth d'Aligre, abbesse de Saint-Cyr. Cette chaire, dans laquelle Bossuet a, dit-on, prêché, porte cette inscription gravée sur le vieux bois, et qui prouve son origine : « *Donnée par le Roy Louis XIV en 1687 à Mme Élisabeth d'Aligre, abbesse de Saint-Cyr.* »

Au premier étage des larges portiques de l'Hospice, se trouve la statue en argent, grandeur naturelle, de la marquise d'Aligre ; c'est le double de la statue en pierre située sur la place Saint-Léger. Cette statue avec bas-reliefs porte cette signature : *Odiot, orfèvre du Roy, 1847.*

Il est regrettable que tant de richesse ne soit pas rehaussée par la beauté de l'art qui faisait généralement défaut à cette époque. La tradition veut que cette statue fut fondue avec la vieille argenterie dépareillée que le marquis d'Aligre prêtait ou louait aux grands restaurants ou hôtels de Paris, et qui lui aurait été restituée lorsqu'il n'y comptait plus.

Sur la hauteur et l'emplacement de l'ancienne ville, fort limitée, était situé l'ancien et célèbre château de Bourbon-Lancy. Le dernier possesseur fut Lenormand d'Étiolles, fils du fermier général mari de Mme de Pompadour. De cette propriété, qui appartient maintenant à la famille Compin, on jouit d'une vue magnifique. Quelques restes des fortifications témoignent de la grande situation de ce château. Tout proche se trouve l'ancienne porte de la ville, actuellement beffroi, et tout proche une seconde porte enclavée dans les maisons formées en partie des anciens remparts. A côté du beffroi est une très jolie maison de bois sculpté du xive siècle. On voit encore quelques vieilles portes et autres débris antiques dans cette partie haute de la ville, fermée autrefois par trois portes, dont deux sont actuellement visibles.

Saint-Nazaire, vieille église romane, est un ancien prieuré de l'ordre de Cluny, fondé en 1630 par Anceau, sire de Bourbon.

Malheureusement cette église est dans un état d'abandon et de délabrement fâcheux. D'après l'ancien pouillé de Cluny, imprimé en 1616, il devait y avoir cinq moines avec le prieur, et une aumône générale devait être faite trois fois la semaine. Ainsi, des nombreuses antiquités romaines existant au moyen-âge à Bourbon-Lancy, il ne reste presque plus rien. Tout a été détruit ou dispersé.

Des trois paroisses qui existaient autrefois à Bourbon, il n'en existe plus qu'une, avec une église formée de l'ancien couvent des Ursulines et qui n'est pas digne du culte ; aussi doit-on prochainement construire une nouvelle église dont les plans sont approuvés, et les fonds en partie trouvés.

Il y a de jolies promenades à faire aux alentours de Bourbon ; sans aller bien loin, au-dessus de la roche qui domine l'Établissement thermal ; à la forêt de Germiny (1 kilomètre) ; à l'ancien ermitage Saint-Marc, dépendant des *Moinots*, domaine de l'Hospice (sud-est de Bourbon) ; aux ruines du château d'Arcy (nord de Bourbon), etc.

Au *Port-du-Fourneau* (4 kilomètres). Ce hameau fait partie de la commune de Bourbon, il est situé sur le versant d'un coteau dominant la Loire. Le Pont-du-Fourneau relie le département de Saône-et-Loire avec l'Allier, et ce hameau est traversé par la grande route de Moulins à Autun, passant par Bourbon-Lancy. Moulins n'est qu'à 37 kilomètres de Bourbon. On pêche dans la Loire de l'excellent poisson, et on peut s'en convaincre en se faisant servir au Fourneau une de ces matelotes de tout temps renommées. En poursuivant au delà du Fourneau et traversant la Loire, on trouve, dans l'Allier, Garnat (9 kilomètres de Bourbon) et le canal latéral de la Loire. Jadis le lit de la Loire, qui sépare le canton de Bourbon du Bourbonnais, faisait partie de ce district.

Le terrain de cette contrée étant très divers, les minéralogistes et les botanistes trouveront, s'ils veulent s'en donner la peine, à faire une ample collection de minéraux et de plantes tout à fait différentes, dans les plaines, les marais et les montagnes, et qui se trouvent cependant dans un périmètre fort restreint.

Au delà de la Loire, et du côté de Garnat, se trouve la célèbre abbaye de *Sept-Fons*, à 11 kilomètres de Bourbon-Lancy, sur la commune de Diou, entre le canal latéral de la Loire et la petite rivière de Bèbre. L'abbaye est à égale distance de la gare de Diou et de Dompierre, soit 3 kilomètres. Une vaste ceinture de murs, d'une hauteur de 4 mètres, renfermant 50 hectares de terres en culture, protège les moines contre l'indiscrétion de la curiosité publique. L'emplacement du monastère fut jadis insalubre et inculte, et on y a retrouvé les traces d'habitations lacustres des temps préhistoriques. Le nom de Notre-Dame de *Saint-Lieu*, fort ancien, vient peut-être d'un lieu jadis consacré, et beaucoup plus ancien que le monastère. Quant au nom de *Sept-Fons*, il est tiré des sources qui viennent du dehors, car il n'en existe pas à l'intérieur. Cette abbaye de Cisterciens fut fondée le 27 avril 1132, c'est-à-dire fort peu de temps après Citeaux, chef de tant d'ordres religieux, et dont la première dérivée fut Clairvaux. Le lieu de sa fondation fut offert par Guichard de Bourbon, par Hudine de Jaligny et par Élisabeth, sa mère, puis par Guillaume de Bourbon, tous deux seigneurs issus de la maison de Bourbon-Lancy.

Sous le rapport ecclésiastique, Sept-Fons, comme Moulins, relevait de l'évêché d'Autun.

Les disciples de saint Bernard construisirent une église, et défrichèrent péniblement les terres incultes de ce pays, sous la conduite de leur premier abbé Dom Richard. Comme les contrées environnantes, le monastère de Sept-Fons eut à souffrir des guerres et notamment de celle de *cent ans*, en 1341, puis de la peste et des bandes de pillards survenus en 1358 après la bataille de Poitiers, et des guerres de Louis XI contre le duc de Bourgogne, ainsi que des guerres de religion. Sept-Fons suivit en 1666 la réforme de l'abbé de Rancey. Au xviiie siècle, Sept-Fons était en pleine prospérité spirituelle et temporelle sous son 36e abbé *Dom Jalloutz*, descendant d'une famille de robe du Doubs. La communauté s'élevait alors au chiffre de cent cinquante personnes. L'agriculture fut pratiquée sur une plus vaste échelle, et c'est de cette époque que datent ces murs solides en marbres bruts de Diou et briques, hauts de 4 mètres et flanqués de tours à tous les angles. Le monastère fut également rebâti en 1760. Le 37e et dernier abbé avant la grande Révolution fut *Dom Bernard de Sallmart de Montfort*, d'une très ancienne famille du Dauphiné. Riche, noble, à la fleur de l'âge, il présente un des rares exemples (en dehors de ce qu'on lit dans les romans) d'un homme se faisant moine à la suite de chagrins d'amour. Militaire, la mort soudaine de sa fiancée lui arracha ses rêves de bonheur, et il se fit trappiste. Le 2 novembre 1789, l'Assemblée nationale déclara biens nationaux les biens d'Église, et supprima les vœux monastiques.

La population de l'Allier et de Saône-et-Loire, loin de s'associer à cette proscription, se prononça en faveur de Sept-Fons. Le 21 août 1845, l'abbé de la Trappe du Gard (Somme), Dom Stanislas Lapierre, racheta de M. de Vertpré l'antique monastère tombé depuis plus d'un demi-siècle dans un état pitoyable. Toute la communauté du Gard s'y installa tant bien que mal. Aujourd'hui, le monastère est rétabli, et tout le pays a connu le collaborateur du P. Stanislas, le P. Augustin, si longtemps chargé de recevoir les étrangers. L'abbé actuel est Dom Jean, le 39e depuis la fondation.

Sept-Fons est une grande exploitation agricole ; un moulin, la fabrication de la bière, de fromages, vient s'y adjoindre. Les hommes pourront visiter ce vaste et antique monastère, mais la curiosité féminine ne pourra être satisfaite ; la plus belle moitié de nos baigneurs sera donc obligée de rester à la porte et de se contenter de la vue des hautes murailles, et du paysage d'alentour. C'est peu, mais c'est un but de promenade, et les privilégiés pourront redire à leurs compagnes moins fortunées, ce qu'ils ont vu à l'intérieur dans ces cloîtres et dans ces vastes champs où les moines travaillent en silence et conduisent leurs attelages avec le même mutisme, ce qui n'est guère pratiqué par nos charretiers villageois. Ce que je puis tout de suite dire à mes belles lectrices, c'est que les trappistes gardent complètement le silence et ne disent jamais en se rencontrant : « Frère, il faut mourir. » Cette phrase n'a jamais été que dans l'imagination du poète romancier. Ils peuvent le penser, mais ils ne le disent pas.

A *Gilly-sur-Loire*, station actuelle du chemin de fer pour se rendre à Bourbon (12 kilomètres), on remarque des carrières de marbre gris et rouge exploitées autrefois et qui servirent à paver l'église Notre-Dame de Paris, en 1760. Actuellement, elles ne sont utilisées que comme pierres à bâtir et pour faire de la chaux. C'est à Gilly que le viaduc du chemin de fer traverse la Loire. Le pont devant relier le département de Saône-et-Loire à celui de l'Allier se construit également à Gilly. Le Creusot tirait du minerai de fer sur le territoire assez pauvre situé entre Gilly et Saint-Aubin, mais ces mines ne sont plus exploitées.

Du minerai de pyrites de fer se trouve également à Chizeuil, à 8 kilomètres est de Bourbon.

Il existe encore des vestiges de l'ancien pont romain (*Bernachon*), où aboutissait la voie romaine venant de Bourbon, et traversant la Loire près de Gilly.

Saint-Aubin-sur-Loire, à moitié chemin de Bourbon à Gilly (6 kilomètres), est situé également sur le bord de la Loire ; il ne reste de l'ancien château qu'une tour et deux petites tourelles ; la bienfaisance en a fait une école de filles dirigée par des religieuses. C'est là où Mme de Genlis (née Ducrest) a passé sa première jeunesse. Le nouveau château de Saint-Aubin a été construit en 1780 par M. de Pontearré, beau-père du marquis d'Aligre, bienfaiteur de l'Hospice de Bourbon. Il n'est pas habité par ses nouveaux propriétaires, et est fort mal entretenu.

Chalmoux, importante commune de 1,236 habitants, à 7 kilomètres est-sud-est de Bourbon. C'est également une très ancienne localité, car le comte Lambert, fondateur du monastère de Paray, y défit en 980 les Auvergnats qui ravageaient le Charollais et l'Autunois. Il a existé un château très fort à Chalmoux. Aujourd'hui, l'ancien château a été remplacé par une habitation moderne, *Jersaillon*, habitée par le grand rénovateur de l'agriculture dans le canton de Bourbon. C'est à côté de Chalmoux que sont les mines de Chizeuil. En 1813, on remarquait encore une pierre levée, dite *Pierre-aux-Fées*, d'une dimension remarquable, mais qui a été brisée et mise dans le mur de la métairie de la Choque, aux Quatre-Vents.

A l'est de Bourbon et au nord de Chalmoux est le village de *Mont*, autrefois annexe de Chalmoux et dépendant aujourd'hui de Bourbon pour le spirituel. Il est situé à 5 kilomètres de Bourbon. Son ancienne chapelle est convertie en grange. C'est du domaine de la *Chaumelle*, qui appartient à l'Hospice d'Aligre, que surgit la source alimentant les nouvelles fontaines de Bourbon.

Il y avait autrefois le fameux *apport* de Sainte-Claire, qui durait trois semaines, du 15 août au 8 septembre, pendant lesquelles les pèlerins venaient en foule pour les maux d'yeux.

Du haut de Mont on a une vue splendide sur le Morvan, le Bourbonnais, le Forez et l'Auvergne, et nous ne saurions trop recommander cette promenade ; la distance au point culminant, où est situé le *Belvédère*, n'est que de 8 kilomètres depuis Bourbon.

Mont avait aussi ses monuments druidiques ; il n'en reste plus que le nom, au lieu dit *Pierre-Folle*, *Champ-de-la-Fée* (1). Puisque nous avons déjà parlé deux fois des *pierres qui virent*, si nombreuses autrefois dans cette contrée, rapportons ce que dit M. Monnier sur la *Cave-aux-Fées*, à Bourbon-Lancy : « Il y avait dans l'enceinte de cette ville antique, si célèbre par ses thermes, une localité dite *Pierre-Folle*, attenante à un lieu aujourd'hui nommé *Cave-aux-Fées*. Le monument druidique a disparu ; mais le nom, comme on le voit, est resté. Au culte dont fut l'objet la pierre informe que la prêtresse gauloise avait le don ou possédait le secret de

(1) *Annuaire de Saône-et-Loire*, par Monnier, Mâcon, imp. Protat, 1874. — Période celtique. Monuments lapidaires.

faire mouvoir à son gré, s'était substitué, pour un temps, celui d'un dieu de la mythologie romaine. Dans le voisinage immédiat de ce lieu consacré se trouve une petite butte encore apparente, près d'un terrain communal, et dans laquelle on a découvert : 1° l'inscription *Sacrum Appollini dicatum*, signalée par l'abbé Courtépée ; 2° une espèce de galerie murée, souterraine, tortueuse. Feu M. le docteur Robert, de qui je tiens cette particularité, a été conduit à supposer que c'est par ce couloir que la prêtresse se rendait sous le trépied ou sous la *Cava cortina* pour prononcer ses oracles. Ce temple dédié à une divinité étrangère à l'Olympe gaulois, qui fut peut-être un chef-d'œuvre de l'art, n'a duré que le temps qu'a vécu l'empire des maîtres du monde, sans laisser plus de traces dans la mémoire du peuple que sur le sol, tandis que le souvenir de l'humble pierre brute des temps antiques s'est conservé intact à travers les siècles. »

A côté du document historique, plaçons la légende populaire : Il y avait autrefois une fée au Vivre qui habitait la cave (à laquelle elle a donné son nom). Cette fée, avait, dit-on, la forme du démon : elle portait sur la tête un globe de feu ; elle traînait toujours après elle une chaîne d'or et une autre d'argent. Si, sur son passage, elle rencontrait quelqu'un, elle lui demandait s'il voulait lui donner librement, soit son enfant, soit quelqu'un de sa famille. Si le marché était accepté, et après les conditions remplies, la personne en question pouvait entrer dans la demeure de la fée et emporter sans crainte un trésor ; mais dans le cas contraire, malheur à l'imprudent qui aurait osé pénétrer dans sa demeure ; il n'en sortait plus. Cependant, si on pouvait entrer dans la demeure de la fée pendant la procession du jour des Rameaux et en sortir avant que le prêtre eût frappé les trois coups d'usage à la porte de l'église, l'imprudent pouvait, sans rien risquer, emporter les trésors enfermés dans la cave de la fée, devenue pour cet heureux mortel une fée très bienfaisante.

Talemne est à 22 kilomètres de Bourbon, mais on peut s'y rendre facilement par le chemin de fer, en s'arrêtant à la gare de Saint-Agnan, situé à 2 kilomètres et demi de Talemne et où on traverse la Loire en bac.

Fête et foire ne font qu'un, et c'est un

curieux spectacle même pour ceux qui n'ont pas à traiter d'affaires commerciales. A côté du marché aux chevaux, bœufs et autres animaux, se tiennent dans de vastes champs les étalages des marchands, les grandes tables qui rappellent les festins de Gargantua. Vous qui êtes habitués au confort d'une bonne salle à manger, allez voir une fois ce spectacle, et vous me direz si Charollais et Bourboniens engendrent mélancolie ce jour-là. On trafique, on mange, on danse, tout cela en plein champ et à la *bonne franquette*, comme l'on disait autrefois. Aujourd'hui où les vieilles coutumes se perdent même dans les pays les plus reculés, c'est tout au moins curieux de se payer une fois dans sa vie un pareil spectacle, et tous nos voituriers voudront bien mettre ce jour-là des suppléments de voitures pour nous ramener de la gare de Gilly à Bourbon.

Paray doit sa célébrité à son prieuré de l'ordre de saint Benoît sous le vocable de Notre-Dame et de saint Jean-Baptiste. Il fut fondé en 978 par Lambert, comte de Chalon, dans son propre fonds, sur le penchant d'une colline (*Vallis aurea*), en un lieu appelé *Orval,* près de la ville et d'une ancienne église (*juxta templum antiquissimum*), ce qui prouve que Paray existait longtemps auparavant, puisqu'il y avait une église paroissiale.

Hugues, fils de Lambert et évêque d'Auxerre, fit donation aux premiers moines de tout ce qu'il possédait dans la contrée, et unit le monastère à l'abbaye de Cluny sous saint Odilon, en 999, et depuis ce temps, l'abbé de Cluny était patron de la cure et seigneur du lieu.

Les armes sont d'argent au paon rouant d'azur, bégué et patté de gueules.

Plusieurs ordres religieux vinrent dans la suite s'établir à Paray, entre autres les Visitandines, en 1626, fondées par des sœurs de Lyon. Elles avaient 45 religieuses de chœur en 1680 ; elles ont eu la pieuse Marie Alacoque, à laquelle est due la dévotion au *Sacré-Cœur* de Jésus, et c'est de ce monastère qu'elle s'est répandue en France. Il est inutile de nous étendre sur cette dévotion et ces nombreux pèlerinages qui ont amené des foules nombreuses dans l'antique petite ville.

On remarque la jolie maison Renaissance construite par Pierre Jayet, et dont la façade est ornée de figures et de médaillons. Cette maison était occupée il y a un siècle par M. Ribalier, receveur, neveu du syndic de Sorbonne ; ses descendants ont vendu cette maison à la ville qui en a fait un *Hôtel de Ville* depuis quelques années.

C'était la deuxième ville du baillage de Charolles.

Aujourd'hui Paray est un simple chef-lieu de canton , avec 3,627 habitants.

On peut s'y arrêter en passant par le chemin de fer de Chagny ou de Mâcon à Paray ; de Gilly-sur-Loire, la distance n'est que de 30 kilomètres. Église paroissiale , belles promenades.

Entre Paray et Gilly se trouve Digoin, situé à 12 kilomètres de Paray, et 18 de Gilly-sur-Loire (3,377 habitants).

Digoin occupe une place importante au point de vue commercial, à cause de sa position sur la Loire, à l'embranchement du canal latéral à la Loire avec le canal de Roanne à Digoin, et la rigole navigable de l'Arroux, de Digoin à Gueugnon. C'était autrefois le grand entrepôt des vins du Chalonnais et du Mâconnais qu'on embarquait par eau pour Paris. La création des chemins de fer a nui à ce commerce, mais Digoin est resté néanmoins une petite ville assez active et commerçante. En 1776 , il existait à Digoin une manufacture assez importante de faïence, occupant plus de cent bras. Aujourd'hui, une belle usine, qui occupera trois cents bras, vient de se fonder pour servir de succursale à la grande et célèbre usine de faïences de Sarreguemines. Cette usine est remarquable par sa bonne installation et son organisation modèle.

Comme Bourbon et Paray, Digoin est fort ancien, puisqu'une branche de la voie romaine d'Autun à Toulon y aboutissait. Au delà de la Loire est le village d'*Etrée (via strata)*. Pépin, victorieux de Guaifre , comte d'Auvergne, rentra dans l'Autunois par Digoin en 765.

De Paray-le-Monial si on se rend à Mâcon, on passe par *Cluny*, antique petite ville célèbre par son abbaye de Bénédictins fondée en 910, et dont dépendaient un si grand nombre de monastères de cet ordre, en France et en Europe. Il reste encore quelques vestiges de l'ancien monument qui peuvent intéresser l'archéologue. L'ancienne enceinte des cloîtres a été restaurée ; elle est occupée aujourd'hui par l'École normale spéciale créée par le ministre Duruy. Un musée a été créé et légué à la ville par M. Auchier, dans l'ancien palais abbatial. L'espace nous manque pour nous étendre plus longuement sur toutes les curiosités du département de Saône-et-Loire ; nous ne parlerons donc pas d'Autun, cette ancienne cité éduenne qui fut une capitale romaine, et où le goût de l'érudition s'est conservé à l'ombre de la belle cathédrale et de son splendide évêché, dignes de figurer à côté des vestiges romains.

Citons, pour finir, *Le Creusot*, grand établissement métallurgique connu de toute la France et de l'étranger. Le Creusot, situé sur la ligne de Chagny ou de Montchanin à Étang, n'était qu'un village, il y a quarante ans. Grâce à l'initiative de feu MM. Schneider frères, il occupe aujourd'hui une population de 25,000 ouvriers. Pour ceux qui ne connaissent pas d'établissement de ce genre, c'est une véritable merveille industrielle. On peut s'y rendre en 4 heures de Bourbon-Lancy, en prenant le chemin de fer à Luzy pour Étang.

Saône-et-Loire possède d'autres merveilles industrielles , mais il n'entre pas dans le cadre de cet ouvrage de les énumérer en détail : Citons seulement les forges de Gueugnon , à M. Campionnet, et les grandes tuileries de Montchanin. Notre département, un des plus grands et des plus peuplés de France , bien que ne possédant pas de grandes villes , est aussi un des plus diversifiés par ses produits agricoles, industriels et minéralogiques. Dans un même arrondissement vous voyez à la fois la culture des céréales, l'élève du bétail et les pampres qui produisent le vin si connu de Mâcon. De même les terrains les plus différents : le granit, les porphyres , les silex, les grès , les schistes, les calcaires jurassiques , et la flore qui s'y rapporte. Il en est de même pour les habitants : l'Autunois-Morvandais et le Bourbonnais, non plus que le Charollais ou le Bressan du Louhannais, ne ressemblent pas au Mâconnais ni au Chalonnais.

CONCLUSION

En terminant cette première édition du *Guide aux eaux de Bourbon-Lancy*, nous espérons que nos lecteurs ont bien voulu user d'indulgence pour l'auteur.

Pressé par le temps, nous avons dù rassembler à la hâte les matériaux nombreux que nous avions sous la main ; nous avons le regret de n'avoir pu accepter la collaboration de savants et d'archéologues qui, nous l'espérons, nous aideront dans la composition d'une seconde édition plus mùrement étudiée. La différence entre ce *Guide* et nos travaux de restauration de l'*Etablissement thermal* est celle-ci. Les deux ont été achevés aussi promptement, mais à l'inverse de ce qui se passe ordinairement : les baigneurs trouveront la restauration beaucoup plus complète qu'ils ne pouvaient l'espérer, car notre architecte et notre entrepreneur ont fait de meilleur ouvrage que l'écrivain. Les Guides aux eaux promettent d'ordinaire beaucoup ; ils annoncent comme terminées des améliorations à peine en projet d'exécution ; aussi la déception est souvent grande lorsque du prospectus on passe à la réalité.

Nous n'avons pas embelli de phrases de rhétorique notre modeste ouvrage, mais du moins avons nous conscience d'avoir exprimé la vérité, sans phrases. Le lecteur pourra se convaincre par lui-même, en constatant *de visu* que tout ce que nous avons annoncé existe réellement. Établissement thermal à la hauteur des plus belles stations ; Grand-Hôtel rivalisant avec les plus beaux de Suisse et d'Allemagne ; Cercle-Casino avec l'engagement pour la saison d'un excellent orchestre dirigé par M. Champenois, du théâtre Bellecour de Lyon ; salons de fêtes et de jeux ; en un mot, tout ce qui peut rendre la vie à une Station trop délaissée malgré l'efficacité incontestable de ses eaux. Nous n'avons rien négligé pour améliorer le service balnéaire : aux douches, étuves et bains anciens, nous avons joint une salle de pulvérisation avec appareils les plus nouveaux. Des doucheurs d'Aix (homme et femme), engagés pour la saison, prêteront leur précieux concours pour les douches avec *massage,* qui ne sont pratiquées avec art qu'à Aix-les-Bains. Le jeune couple, que nous avons recruté pour être à la hauteur des exigences modernes, a fait sa dernière campagne à *Baden-Baden,* et c'est par patriotisme qu'il a préféré venir au cœur de la France plutôt que de retourner en Allemagne.

A côté de la longue expérience pratique de notre médecin-inspecteur, le docteur Merle, si connu et estimé dans notre contrée, nous avons pensé qu'un médecin attaché spécialement à l'établissement devait apporter l'activité de la jeunesse à une Station transformée en l'espace de six mois comme par la baguette de ces fées dont parlent encore les vieilles légendes du pays. Nous ne pouvions trouver un aide médical mieux choisi que M. le docteur Glénard, fils du docteur Glénard, professeur à la Faculté de médecine de Lyon et membre correspondant de l'Académie de médecine de Paris. M. Glénard fils, à son retour d'Allemagne où il avait été retenu prisonnier en 1870, à la suite de notre malheureuse guerre, a été le vulgarisateur d'une nouvelle méthode pour guérir les fièvres typhoïdes au moyen de l'eau froide. C'est un jeune savant, un écrivain en relations avec les sociétés médicales, et nous n'aurons qu'à gagner à son utile collaboration; il nous aidera à porter dignement notre désignation de *Wiesbaden français*, sous-titre que nous avons pris à cause de l'analogie qu'ont nos eaux avec cette Station allemande.

A égalité d'efficacité et de confort, tout bon Français préférera, nous n'en doutons pas, la Station de Bourbon-Lancy.

C'est le 30 mai de cette année que nous inaugurerons la transformation de notre établissement par une fête où les autorités civiles et religieuses nous prêteront leur précieux concours. Le doigt de Dieu est trop visible dans les remèdes naturels des eaux thermales pour ne pas demander à ce souverain Créateur de guérir, avec son aide le médecin, les nombreuses maladies qui affligent notre pauvre humanité. Nous rappelons au sujet de cette inauguration que c'est le mois de juin qui est le plus favorable aux cures de Bourbon, et à ceux qui veulent ménager leur bourse, que le tarif le moins cher est fixé au commencement de la saison jusqu'au 25 juin. C'est juste le temps de faire une bonne cure ; les premiers seront particulièrement les bienvenus et nos baigneurs de prédilection, puisqu'ils porteront bonheur à notre œuvre.

Nous avons observé toutes les précautions hygiéniques pour recevoir les étrangers ; les parties neuves de l'Établissement thermal et du Grand-Hôtel ne seront ni meublées ni habitées cette année. Elles ne seront livrées au public que l'année prochaine. Il nous restera également à bâtir le pavillon de l'Horloge, qui terminera dignement notre belle cour des Fontaines, et figure dans notre devis.

Nos nouvelles voitures attendront à tous les trains à la gare de Gilly, et les nombreux hôtels situés à côté de l'Établissement permettront, nous l'espérons, de satisfaire tous les baigneurs ; nous engageons cependant les voyageurs qui voudraient descendre au *Grand-Hôtel* de la Société des Thermes de Bourbon-Lancy, à écrire d'avance pour retenir un logement, car la place sera limitée cette année dans cet hôtel, au rez-de-chaussée duquel est situé le Cercle-Casino. Cinq courriers arrivant à Bourbon, et le bureau télégraphique, ouvert tous les jours, permettent aux voyageurs de correspondre facilement. On s'adressera, pour le Grand-Hôtel, à M. Breton, gérant-comptable, et pour l'*Établissement thermal*, à l'administrateur délégué. En prévenant d'avance, les voyageurs seront encore plus certains d'avoir des places dans nos voitures qui font le trajet en moins d'une heure, car dans le cas où le service organisé ne suffirait pas, des voitures supplémentaires seront envoyées à la gare. On ne payera que le simple prix d'une place d'omnibus dans ces voitures supplémentaires, contrairement à ce qui se passait autrefois à Bourbon comme dans d'autres stations, où le malheureux voyageur qui ne trouve pas place dans l'*antique* véhicule du pays, doit s'offrir une voiture particulière d'autant plus chère que la station est moins fréquentée.

En un mot, le but de la Société des Thermes de Bourbon-Lancy n'est pas d'exploiter le baigneur, mais de lui faciliter par tous les moyens possibles l'accès à ces eaux bienfaisantes. Nous pensons que la meilleure réclame à faire pour satisfaire le public est de lui offrir avec le confort moderne aussi bien et même mieux que nous espérions lui promettre.

ÉTABLISSEMENT THERMAL

DE

BOURBON-LANCY

RÈGLEMENT

POUR

LA SAISON 1880 ET SUIVANTES

I.

ÉTABLISSEMENT THERMAL.

1o La saison thermale est ouverte du 15 mai au 15 octobre ;

2o Il n'y aura qu'une seule classe d'appareils balnéaires , la saison et les heures choisies par les baigneurs détermineront seules la différence des tarifs ;

3o Le tarif le plus élevé sera du 25 juin au 1er septembre , et le moins élevé du 15 mai au 25 juin et du 1er septembre au 15 octobre selon les tarifs annexés. Cette dernière saison est spécialement recommandée à MM. les Professeurs et Instituteurs en vacances. Des bains de propreté, réservés aux habitants du pays et conformément aux prix du tarif annexé, seront donnés dans l'après-midi : deux cabinets resteront à cet usage ;

4° Les concessionnaires, d'après leur cahier des charges, étant obligés de donner le 5ᵉ des eaux thermales (minérales) à l'Hospice d'Aligre, les indigents devront s'adresser à l'administration de cet Hospice pour obtenir le traitement gratuit ;

5° Chaque baigneur doit être muni d'une carte-cachet de bains ou de douches, et d'une carte d'abonnement pour la boisson aux sources ;

6° Une fontaine d'eau minérale située à la porte du Concierge sera mise par la Compagnie à la disposition du public, qui ne pourra en user que pour la boisson ;

7° Il est formellement interdit aux employés de l'Établissement de percevoir directement le prix des bains ou de la boisson. En cas de contravention, ils seront passibles d'une amende de 10 fr., et à la seconde contravention ils seront renvoyés ;

8° Le tarif des bains est affiché dans la salle d'attente. Les cachets sont pris au bureau ouvert de 6 à 10 heures du matin et de 2 à 5 heures du soir. C'est également au bureau qu'on s'inscrira pour l'heure des bains et que sera délivrée la carte d'abonnement pour le Cercle-Casino. Les heures de bains seront inscrites sur un registre par ordre ou sur les feuilles journalières du service et sans aucun tour de faveur ;

9o L'Administrateur délégué sera à la disposition du public, dans son cabinet, de 8 à 10 heures du matin , pour recevoir toutes réclamations au sujet du service des employés ;

10o L'entrée de l'Établissement est réservée :

    1o Aux baigneurs munis de cartes de bains ou de boisson ;

    2o Aux employés de service ;

    3o A MM. les Médecins et Représentants de l'autorité publique, aux membres de l'Administration de l'Hospice dans le service de leurs fonctions, ou à leurs délégués spéciaux.

Les personnes qui voudraient visiter l'Établissement thermal devront s'adresser au Concierge de 1 à 5 heures de l'après-midi.

Aucune rétribution ne sera due aux employés.

II.

PARC.

1o Le parc est clos, mais l'entrée sera accordée au public sans préjudice de l'avenir :

1o A toute heure pour les hôtes du Grand-Hôtel et les abonnés du Cercle-Casino ;

2o Aux personnes non abonnées, à partir de 8 heures du matin jusqu'au soleil couchant dans la partie nord du parc, jusqu'à la passerelle du Grand-Hôtel ;

La fermeture des portes pourra être avancée ou retardée, suivant la saison, après avis affiché 24 heures d'avance.

2o L'Administration se réserve de fermer les portes à certains jours réservés, et en tout temps exercera le droit de police et d'exclusion contre les mendiants ou les personnes dont la tenue ne serait pas convenable.

3o Le passage pour le service des bains de l'hospice sera libre dans la matinée, sur le parcours le plus direct ; mais aussitôt ce service terminé et au plus tard à midi, l'entrée du parc est interdite aux baigneurs et employés de l'Hospice. Ces derniers, en se rendant de l'Hospice aux bains et réciproquement, ne devront pas stationner dans le parc. Les employés de service à l'Hospice pourront puiser gratuitement de l'eau aux fontaines, pour la boisson des malades indigents auxquels l'entrée dans la cour des bains est interdite.

III.

CERCLE-CASINO.

1º Le Casino est ouvert du 15 mai au 15 octobre ;

2º L'abonnement est d'un mois. On n'est admis à l'abonnement ou à l'entrée que sur la présentation d'une personne honorablement connue ;

3º L'abonnement au Casino donne droit :

    1º A l'entrée libre du Parc ;

    2º A l'entrée libre dans les salles de jeux, de billard, de lecture et de bal ;

    3º A l'entrée aux soirées et aux concerts de la salle des fêtes ;

4º L'*Administration*, une fois par semaine, se réserve l'usage de la salle des fêtes et de ses dépendances. Ce jour-là, qui devra être annoncé deux jours à l'avance, l'entrée n'appartient pas *aux abonnés*.

Le prix d'entrée sera spécialement fixé par l'Administration, qui l'affichera 48 heures d'avance ;

5º Les prix sont fixés de la manière suivante :

Abonnement d'un mois, par personne...................... 20 fr.

Pour un enfant au-dessous de 15 ans...................... 10 »

Abonnement de famille pour mari et femme.................. 30 »

Abonnement avec un ou deux enfants, quel que soit l'âge... 40 »

Entrée pour un jour (excepté les jours réservés).............. 2 »

Les familles nombreuses, ou celles qui voudraient un abonnement pour toute la saison, traiteront de gré à gré avec l'Administration ;

6° Les salons de jeux, de billard et de lecture sont à la disposition du public abonné, de huit heures du matin à onze heures du soir au plus tard, suivant les besoins du service ;

7° Il est interdit de fumer dans les salons de lecture, la salle des fêtes et ses dépendances ;

8° Dans la salle de lecture, il est mis à la disposition des abonnés des journaux politiques et littéraires et revues ;

9° Les jeux autorisés sont ceux connus sous le nom de jeux de société ;

10º Le prix des jeux de cartes sera tarifé et affiché. Le changement de cartes est obligatoire toutes les heures, le prix en est acquitté par le premier gagnant.

11º Cartes d'abonnement. — Les cartes d'abonnement au Cercle-Casino sont personnelles et doivent être représentées à toute demande des agents de l'Administration ; elles sont nominatives, signées par le titulaire et ne peuvent être ni prêtées ni cédées, ni vendues. S'il était fait usage d'une carte d'abonnement périmée, ou si toute autre personne que le titulaire en faisait usage, le porteur devrait payer à raison des prix fixés ci-dessus et la carte serait retirée. De plus, la fraude serait l'objet d'un procès-verbal dressé par l'un des agents assermentés de l'Administration, et la contravention poursuivie conformément au droit commun ;

12º L'Administration se réserve le droit de faire fermer ses salons à onze heures ou minuit ;

13º Le salon du premier étage est strictement réservé aux personnes qui habitent le *Grand-Hôtel* ;

14º Le public non abonné au Cercle-

Casino devra entrer par le grand escalier de l'hôtel, lequel donne accès à la grande salle à manger et au café-billard ;

15° Les contraventions à ces trois règlements seront constatées par procès-verbaux et poursuivies conformément à la loi ;

16° Les présents règlements recevront toute la publicité désirable.

Mâcon, le 27 mars 1880.

Vu avec avis favorable, conformément à l'approbation donnée au présent règlement par la Commission administrative de l'Hospice d'Aligre.

Bourbon-Lancy, le 6 avril 1880.

Le Maire,

Signé F. SARRIEN.

Vu et approuvé par le Préfet de Saône-et-Loire.

Mâcon, le 8 avril 1880.

Signé ERNEST HENDLÉ.

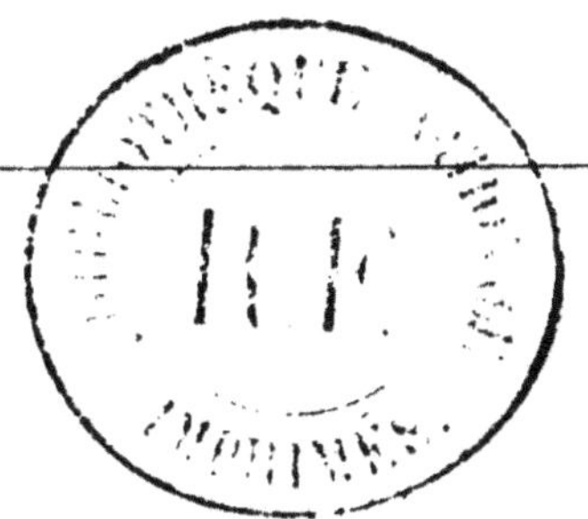

TABLE DES MATIÈRES

NOTES

NOTES

NOTES

NOTES

NOTES

BOURBON-LANCY

(SAONE-ET-LOIRE)

WIESBADEN FRANÇAIS

EAUX THERMALES
CHLORURÉES SODIQUES

SOUVERAINES

Contre la Paralysie, les Rhumatismes, les Névroses,
les Maladies de la Peau, la Scrofule, la Syphilis,
les Maladies de la Gorge et de l'Utérus, les Suites de Fractures
et de Luxations.

*La concession des Sources de l'Établissement thermal
appartient aujourd'hui à la*

SOCIÉTÉ ANONYME DES THERMES DE BOURBON-LANCY

CAPITAL ; 1,000,000 DE FR.

Constituée à Mâcon le 23 septembre 1879.

Transformation complète et achèvement de
l'Établissement thermal.

LA SAISON EST OUVERTE DU 15 MAI AU 15 OCTOBRE

LE GRAND-HOTEL

MAISON DE PREMIER ORDRE

AVEC SALLE A MANGER MONUMENTALE

Salons-Cercle du Casino,
de Conversation, de Lecture, de Jeux, de Bal.

RÉDUCTION DE PRIX
Du 15 Mai au 25 Juin et du 15 Septembre au 15 Octobre

VASTES ÉCURIES ET REMISES

VOITURES SPÉCIALES A TOUS LES TRAINS S'ARRÉTANT
A GILLY-SUR-LOIRE

Musique dans le Parc, et, le soir, dans les Salons du Cercle.

ÉCLAIRAGE AU GAZ RICHE

Charmantes excursions aux bords de la Loire, au Monastère de Sept-Fons, à Mont, à Paray-le-Monial, au Creusot, etc.

S'adresser, pour tous renseignements, à l'Administrateur délégué de la *Société anonyme des Thermes de Bourbon-Lancy* (Saône-et-Loire).

PHILIPPE MOREAU

Entrepreneur de Voitures publiques

AU PONT DE PIERRES-BLANCHES

CORRESPONDANCE DU CHEMIN DE FER

Omnibus desservant tous les Trains de Gilly

VOITURES DE PROMENADE & A VOLONTÉ

MESSAGERIES

DE GRANDE ET PETITE VITESSE

ENTREPRISE

Du Service des Omnibus et Voitures d'agrément

DU GRAND HOTEL DE LA SOCIÉTÉ ANONYME DES THERMES

GRAND HOTEL DES THERMES

Vᵛᵉ MARION

Depuis la création par la nouvelle *Société des Thermes* d'un grand escalier sur la place d'Aligre, l'HOTEL MARION est le plus rapproché de l'Etablissement thermal. Les Baigneurs y trouveront tous les soins convenables de famille, et sa proximité de l'Etablissement et du Parc le feront, après le Grand-Hôtel, l'établissement le plus recherché des Baigneurs. La renommée de sa table et la modicité de ses prix le feront préférer à tout autre par les Etrangers.

De grandes améliorations ont été apportées au service de l'Hôtel et à l'ameublement des Chambres.

LE PLUS GRAND HOTEL APRÈS CELUI QUI APPARTIENT A LA SOCIÉTÉ DES THERMES

VASTE COUR, ÉCURIES & JARDIN

HOTEL

DE

LA POSTE

Rue d'Autun

Ferdinand GOLLIARD

VASTE COUR, REMISE & ÉCURIE

Salle spéciale pour Déballages

CET HOTEL

se recommande par sa tenue,
sa bonne table et son service.

TABLE DE PENSIONNAIRES

AU MOIS

NOUVEAU-DRIFORT

Place d'Aligre

A SAINT-LÉGER

Cette Maison, une des plus anciennes, meublée à l'usage des Baigneurs, a appris par expérience à donner à ses malades les soins les plus assidus nécessaires au traitement thermal.

Cette Maison, placée près de l'Établissement, donne en partie sur la place d'Aligre et sur une charmante promenade bien agréable par son ombrage, d'où l'on voit la circulation de Saint-Léger à Bourbon.

APPARTEMENTS & TABLE

CONFORTABLES

A DES PRIX MODÉRÉS

VALENTIN

PHARMACIEN, EXPERT-CHIMISTE DE 1re CLASSE

De l'École spéciale de Paris

ANCIEN PHARMACIEN DE L'HOSPICE

A BOURBON-LANCY

————

M. **VALENTIN** croit inutile de venir faire l'éloge de sa Maison. Le succès croissant de jour en jour d'une Pharmacie fondée il y a quelques années ; sa clientèle de plus en plus nombreuse, la grande confiance qu'il a su lui inspirer, tout cela est plus que suffisant et dispense de tout commentaire.

A sa Pharmacie, située rue Saint-Jean, en face l'hôtel Vieillard, outre les médicaments de premier choix, les Baigneurs trouveront le **Sucre d'Orge** aux eaux de Bourbon-Lancy, si apprécié par les nombreux étrangers qui fréquentent la Station thermale.

MM. les Baigneurs trouveront à Saint-Léger sa Fabrique d'Eaux et Limonades gazeuses. On pourra, si on le désire, boire à la source même, et dans un joli petit jardin contigu, ces boissons si agréables pendant les chaleurs de l'été.

LOUIS RICHARD

COIFFEUR

Rue Saint-Jean, près la porte de l'Hôtel de Ville

DEXTÉRITÉ, PROPRETÉ, HYGIÈNE

PARFUMERIE FINE DES PREMIÈRES MAISONS DE PARIS

Postiches et Dessins en Cheveux

BROSSERIE
CRAVATES, PEIGNES, ARTICLES DE PÊCHE

Se rend à domicile, soit par abonnement, soit à la façon,
pour la clientèle de Saint-Léger.

Mme RICHARD

OUVRIÈRE EN ROBES ET CONFECTIONS

*Se rend également à domicile en ce qui concerne
sa partie.*

**

AU BON MARCHÉ

ANCIENNE MAISON PAIN

CHARLES RENIER

SUCCESSEUR

PLACE DE LA MAIRIE, PRÈS L'HORLOGE

Soieries, Nouveautés, Rouennerie, Draperie,
Lainages, Châles,
Linge de table, Toiles en tous genres.

SPÉCIALITÉ DE BLANCS

Linge de Bains, Tissus et Serviettes-Eponges,
Couvertures pour Baigneurs,
Peignoirs-Eponges et Flanelles sur mesure,
Costumes de piscine pour Dames.

Chemiserie parisienne sur mesure, Gilets et
Caleçons flanelle, Cravates, Faux-Cols.

VÊTEMENTS POUR HOMMES & DAMES SUR MESURE

Toute l'exactitude désirable sera employée afin de satisfaire aux demandes
des Baigneurs, concernant la Confection des Costumes de Bain.

ARTICLES DE SERRURERIE

CHARLES GIVERNET

ROUTE DE MOULINS

PRÈS LA PLACE DES CAPUCINS

SPÉCIALITÉ DE BATIMENTS

Grilles en tous genres

ASCENSEURS, MONTE-CHARGES

MONTE-PLATS

APPAREILS & POSE

DE

Sonneries électriques, Paratonnerres et
Porte-Voix.

L'ÉCONOMIE

DE SAONE-ET-LOIRE

Compagnie d'assurances à primes fixes

CONTRE L'INCENDIE

CONSEIL D'ADMINISTRATION :

MM.

AUBERT (Aimé), docteur-médecin à Mâcon, membre de l'Académie de Mâcon, président ;

DRUARD (Henri), conseiller général et banquier à Châlon, vice-président ;

BOCCARD (Jules), administrateur de la Caisse d'épargne et propre à La Guiche ;

BRINTET-CLAVIÈRE (Jules), négociant à Chalon ;

CHARVOT (Théodore), propriétaire à Autun ;

CHARMONT (Pierre), administrateur du Comptoir d'escompte et propre à Tournus;

GUICHARD (Albert), administrateur de la succursale de la Banque de France, propre et négoct à Châlon;

MOINE (Alexandre), propre et négociant à Tournus ;

MM.

PIOT (Henri), administrateur de la Caisse d'épargne, propre et négociant à Mâcon.

RÉTY (Hippolyte), membre de l'Académie de Mâcon et propriétaire à Mâcon ;

ROUX-FOREST, administrateur des hospices à Mâcon ;

SAULNIER - BONNETAIN, membre de l'Académie de Mâcon, propre et maire à Varennes-Saint-Sauveur ;

TEILLARD, docteur-médecin à Tournus ;

VAFFIER (Marie-Louis-Adolphe), docteur-médecin à Chânes ;

VILLARD (André), administrateur délégué de la Banque de Mâcon, à Mâcon.

M. **LUC** (Charles-François), ✾, Directeur.

1er PRIX POUR LES HERSES A L'EXPOSITION UNIVERSELLE DE PARIS EN 1878

Et 21 premiers prix, médailles d'or et d'argent, successivement remportés dans les concours régionaux de 1874 à 1880.

GRANDE SPÉCIALITÉ DE HERSES ARTICULÉES & ROULEAUX DE TOUTES DIMENSIONS

EMILE PUZENAT

CONSTRUCTEUR BREVETÉ S. G. D. G., ROUTE DE MOULINS

A BOURBON-LANCY (Saône-et-Loire).

DÉPOT DANS LES PRINCIPALES VILLES DE FRANCE. — INSTRUMENTS GARANTIS

Commission. — Exportation.

Exiger la marque de mon prénom **Emile** sur les instruments et ne pas omettre ce même prénom dans mon adresse. — *Envoi franco du Catalogue illustré sur demande.*

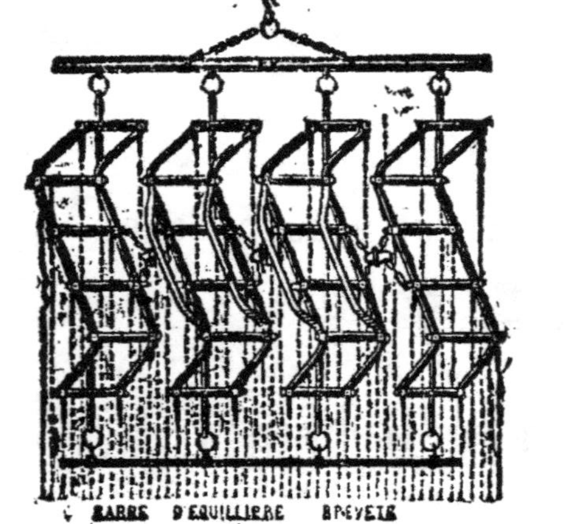

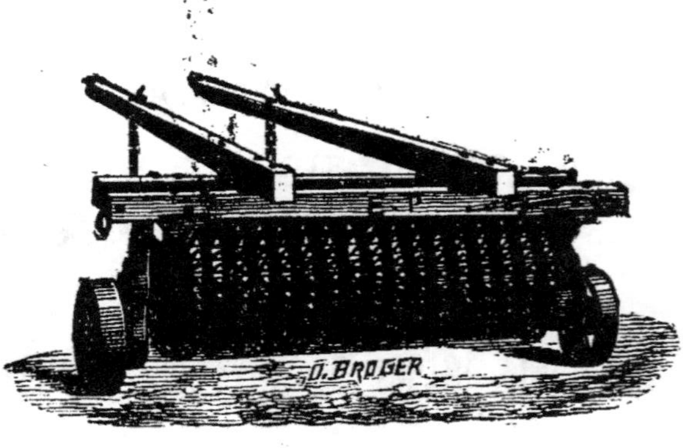

Plus de 30,000 de ces instruments fonctionnent aujourd'hui , tant en France qu'à l'étranger.

EXPOSITION PERMANENTE DE TOUS LES INSTRUMENTS D'AGRICULTURE. — ENTRÉE LIBRE

BANQUE DE MACON

SOCIÉTÉ ANONYME

CAPITAL : DEUX MILLIONS

Quai du Sud, angle de la place Poissonnière

SUCCURSALES

A Belleville-sur-Saône, Beaujeu (Rhône), Digoin et Tournus (Saône-et-Loire).

CONSEIL D'ADMINISTRATION :

P. PROTAT, ancien avoué à Mâcon, *Président.*
A. GUILLABERT, propriétaire à Mâcon, *Vice-Président.*
G. DE PARSEVAL, ※, propriétaire à Flacé, *Secrétaire.*
SAULNIER-BONNETAIN, propr⁣ʳᵉ à Pont-de-Vaux (Ain).
Vicomte HENRI DE MURARD, propʳᵉ à Bresse-sur-Grosne.
A. DE SURIGNY, propriétaire à Prissé (Saône-et-Loire).
A. VILLARD, administrateur délégué.

Censeur : TH. COUSTY, directeur de la Compagnie
d'assurances *la Saône.*

OPÉRATIONS DE LA BANQUE :

Comptes de dépôts à volonté et à échéances fixes ; — Comptes de
chèques ; — Comptes courants ; — Encaissements d'effets de
commerce ; — Escompte de valeurs sur la France et l'étranger ;
— Ouvertures de crédit ; — Achat et vente de fonds publics et
valeurs industrielles ; — Escompte et encaissement de coupons.

La **Banque de Mâcon** reçoit en garde, moyennant
une faible rétribution, tous les titres ou valeurs de quelque
nature qu'ils soient, et encaisse gratuitement les coupons
ou arrérages de ces titres.

M. LARUE, directeur de l'Agence de la Banque de Mâcon à Digoin, se trouve
à Bourbon-Lancy les 1ᵉʳ, 6, 11, 16, 21 et 26 de chaque mois.

LA SAONE

SOCIÉTÉ MUTUELLE GARANTIE D'ASSURANCES

CONTRE L'INCENDIE

L'EXPLOSION DU GAZ, DE LA FOUDRE ET DES APPAREILS A VAPEUR

Opérant sous la garantie d'une Compagnie anonyme au capital de

DIX MILLIONS

Siège social : MACON, rue Sigorgne, 21, Hôtel Sennecé.

CONSEIL D'ADMINISTRATION :

MM.

PROTAT (Paul), avocat, président du Conseil de la Banque de Mâcon, *Président.*

De SURIGNY (Albert), propriétaire à Prissé, *Vice-Président.*

ANDRÉ DU HAMEL (Sébastien-Emile), propriétaire à Sennecé-lès-Mâcon.

ARCELIN (Adrien), propriétaire à Mâcon.

Le comte DE BEAUSSIER (Ladislas-Jules), propriétaire au Château de Chaintré.

FEBVRE (François-Charles), ancien conservateur des hypothèques, propriétaire à Mâcon.

GALICHON (Louis), propriétaire au château de la Chevanière, à Charnay-lès-Mâcon.

GIRARD (Jean), propriétaire à Cluny, ancien maire de Cluny.

GUILLABERT (Aimé), ancien sous-préfet, propriétaire à Mâcon.

Le vicomte DE MURARD (Henri), propriétaire au château de Bresse-sur-Grosne.

De PARSEVAL (Georges), ✳, propriétaire au château des Perrières, à Mâcon.

TAPERIN (Roger), propriétaire au château de Vinzelles.

De VALENCE (Ernest), propriétaire à Buxy.

CENSEURS :

MM. VILLARD (André), administrateur délégué de la Banque de Mâcon.

VILLARD (Claudius), sous-directeur de la Banque de Mâcon.

Directeur : M. Th. COUSTY, propriétaire.

De bonnes remises sont offertes aux personnes qui
voudraient représenter la Société.

S'ADRESSER :

Au siège de la Société, rue Sigorgne, 21,
Hôtel Sennecé,

A M. COUSTY, directeur.

AVIS

La Société LA SAONE assure contre l'*incendie* toutes
les propriétés mobilières et immobilières que le feu peut
détruire ou endommager, telles que : *bâtiments, mobiliers,
marchandises, récoltes, etc. ;*

Elle fixe dans ses polices, comme *maximum*, les primes
exigées par les Compagnies ordinaires, et quoi qu'il arrive,
le chiffre de ces primes ne peut être augmenté ; mais elle
ne réclame que des primes proportionnées à ses charges
générales ;

Elle *tient compte* à ses assurés, sur les sommes perçues,
de toute la portion qui n'a pas été absorbée par les sinistres
et par les frais ;

Elle paye, *sans retard* et *intégralement*, le montant des
dommages causés par les incendies survenus ;

Les assurés de LA SAONE ne peuvent donc, *absolument
dans aucun cas*, payer plus qu'aux autres Compagnies à
primes fixes ; ils sont certains, au contraire, de jouir de
réductions importantes. Ainsi, tous les assurés ont *bénéficié*
d'une *réduction de vingt pour cent* sur les primes exigibles
jusqu'à ce jour ; de telle sorte que l'assuré dont la prime
annuelle est fixée à *quinze francs* n'a eu à payer précé-
demment et n'a à payer, cette année encore, que la somme
de *douze francs.*

En résumé, la devise de LA SAONE se renferme dans
ces deux mots : **Economie et Sécurité.**

GRAND HOTEL

DU

PAVILLON DE ROHAN

Rue de Rivoli, 172

PARIS

Hôtel le mieux situé de tout Paris. — De ses fenêtres on découvre la
magnifique avenue de l'Opéra dans toute sa longueur.

GRANDS & PETITS APPARTEMENTS

Meublés très confortablement et avec goût

CHAMBRES DEPUIS 3 FR., PENSION DEPUIS 10 FR.

DÉJEUNERS & DINERS A LA CARTE OU A PRIX FIXE

TABLE D'HOTE

SERVICE DANS LES APPARTEMENTS

BAINS DANS L'HOTEL

ASCENSEUR d'après le système le plus
perfectionné

On parle anglais, allemand, italien, espagnol, etc. etc.

MM^{lles} CLAYEUX

PLACE DE SAINT-LÉGER

CHAMBRES GARNIES
à l'usage des Bains

Cet Hôtel convient pafaitement aux personnes qui désirent se nourrir elles-mêmes.

MAISON GARNIE
A L'USAGE DES BAINS

Place de Saint-Léger, près la cour des Bains

Cet Hôtel, un des plus anciens connus, tenu par Mlle CHANDIOUX, offre aux Baigneurs, par sa position près de la porte d'entrée de l'Etablissement, toutes les facilités et agréments désirables.

CUISINE BOURGEOISE. — MODICITÉ DE PRIX

PAILLARD-RENAUDIN

Place de l'Hôtel de Ville

TABACS, ÉPICERIE DE CHOIX
MERCERIE

MAISON DE CONFIANCE

Livre à domicile aux Baigneurs résidant
au faubourg de Saint-Léger, et sans
augmentation de prix, toute commande.

Mlle MARIE VOYOT

COIFFEUSE

RUE PORTE-DE-LA-VILLE

COIFFURES EN TOUS GENRES
Bals, Soirées, etc.

Se rendra auprès des personnes qui voudront
bien l'honorer de leur confiance.

GRAND HOTEL DE LYON

Place de la Bourse

MAISON DE PREMIER ORDRE

SITUÉE

Dans le plus beau quartier de la ville

PENSION : 12 FRANCS PAR JOUR

GRAND HOTEL

COLLET & CONTINENTAL

MAISON DE PREMIER ORDRE

Près la place Bellecour, la poste et le télégraphe

LYON

ASCENSEUR HYDRAULIQUE EDOUX

Omnibus à la gare de Perrache

CAFÉ LYONNAIS

LESCURE

42, PLACE D'ALLIER, 42

MOULINS

CAFÉ-RESTAURANT

TENU PAR

BAPTISTE

Place de l'Horloge, près de l'Hôtel de Ville

MOULINS

HOTEL DU CHEMIN DE FER

EN FACE LA GARE

MOULINS

MOLLE-BLETTRY

HOTEL DE FRANCE

PRÈS LA GARE

Mme Vve MÉTÉNIER-BARATHON

A MOULINS

HOTEL MEURICE

H. SCHEURICH, propriétaire

228, Rue de Rivoli, 228
PARIS

HOTEL D'ORIENT

46 et 48, rue Neuve-Saint-Augustin, près la
rue de la Paix

PARIS

J. STUTTEL, propriétaire

TABLE D'HOTE

HOTEL DE L'EMPIRE

FONDÉ EN 1837

57, rue Neuve-Saint-Augustin, au coin de la rue de la Paix

L. RABE, Propriétaire

PARIS

HOTEL DES ÉTRANGERS

Seul Hôtel à la sortie de la Gare

MACON

E. DUVERNAY, Propriétaire

Expédition des Vins de Mâcon en fûts et en bouteilles.

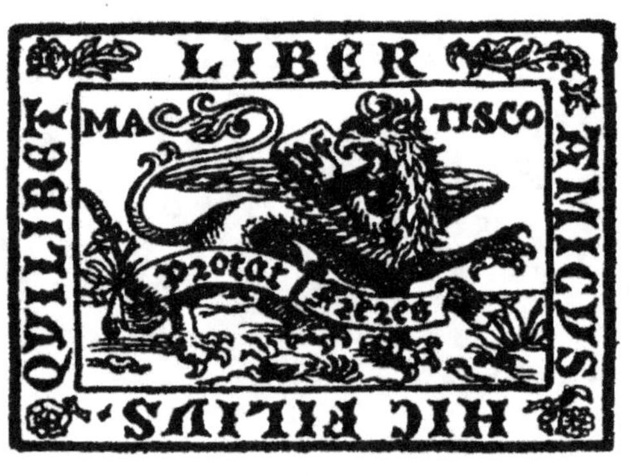
LIBER
QVILIBET MA TISCO AMICVS
notat teres
HIC FILIVS .